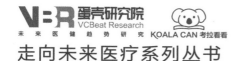

走向未来医疗系列丛书

区块链+医疗

新技术赋能医疗的应用与未来

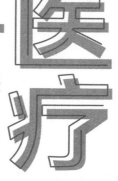

动脉网蛋壳研究院◎编著

BLOCKCHAIN
+
HEALTHCARE

The application and future of
new technology in medical field

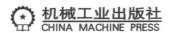

机械工业出版社
CHINA MACHINE PRESS

本书是区块链与医疗行业结合的权威读本，内容全面，结构清晰，包括区块链的起源、发展、应用及趋势预测，为万亿医疗健康产业构建了未来的蓝图。书中案例丰富、实战性强、语言通俗易懂，让读者轻松理解区块链与医疗结合的深度价值。

　　本书适合人群：相关领域企业领导、高管，医疗行业从业人员，区块链研究及开发者，金融科技企业工作人员以及对区块链、数字货币感兴趣的读者。

图书在版编目（CIP）数据

区块链＋医疗：新技术赋能医疗的应用与未来 / 动脉网蛋壳研究院编著 . —北京：机械工业出版社，2019.4
（走向未来医疗系列丛书）
ISBN 978-7-111-62380-9

Ⅰ．①区…　Ⅱ．①动…　Ⅲ．①电子商务－支付方式－应用－医疗保健事业　Ⅳ．① R199.2

中国版本图书馆 CIP 数据核字（2019）第 058180 号

机械工业出版社（北京市百万庄大街 22 号　邮政编码 100037）
策划编辑：刘怡丹　责任编辑：侯春鹏
责任校对：李　伟　责任印制：张　博
三河市国英印务有限公司
2019 年 4 月第 1 版第 1 次印刷
170mm×242mm ·11.25 印张·1 插页·142 千字
标准书号：ISBN 978-7-111-62380-9
定价：69.00 元

丛书序

近年以来，互联网已经颠覆了太多产业，但并未彻底改变健康医疗产业，无论是服务的形态还是质量，我们相信这个产业一定会被互联网及其他新的技术改变。

医疗的公共服务属性及上百年来形成的固有利益格局、思维体系不可能在短时间内被改变，需要几十年乃至更长时间才能达到产业的新恒态，这就是媒体及研究机构的巨大价值所在。

2014 年 4 月，动脉网诞生了，这是中国第一个聚焦健康医疗产业变革的第三方机构，并一直在"产业传播"与"产业研究"两个维度构筑自己的核心能力。自创办以来，动脉网始终关注"新技术"和"新医改"双轮驱动下的、以"新医改"为核心的大健康产业变革，尤其是这种变革带来的新商业机遇、新产业生态、新技术创新企业，以及在变革时代中产业人的重新定位。

每一个伟大企业成长的背后，都会有苦难的一面，乔布斯曾被自己的董事会赶出公司，马云曾在北京一再碰壁，马化腾也多次想卖掉自己的公司。企业的成长，本身就是一部辛酸史。因此，我们更愿意用发展的眼光和期待未来的心态去关注一个企业的发展沉浮，并提供力所能及的帮助。

动脉网诞生的时间正好是在健康医疗产业变革的起点上，与中国乃至世界的健康医疗产业变革同步。在将近五年的时间里，动脉网的小伙伴们用手中的笔，写下了 8 000 多篇文章、2 000 万字的材料、100 多篇报告，报道了近 4 000 家公司，覆盖了医疗创新的 81 个细分领域，初步构建起了全球医疗创新脉络图谱，已经成为 20 万医疗创新专业人群的信息家园。这些文字记录了我们在创新医疗健康领域五年时间的所见、所思和所得，以信息和数据为基础，呈现出逻辑清晰的医疗创新行业地图。

1. 我们的方法与逻辑

医疗的创新是全世界最重大的命题之一，关系着人、社会和国家的根本，要深入去理解、解释医疗创新发生的逻辑、原因，需要有耐心、有方法，最关键是下定决心深入到行业中，成为其中的一份子。

动脉网从医疗领域的宏观向中观、微观进行探索，在成立之初就引入了源自哈佛商学院的 DIKW 金字塔模型，从深层次探讨医疗领域的产业变迁，如下图所示。D，即 DATA，涵盖了动脉网五年来积累的医疗创投领域的海量数据；I，即 INFORMATION，是动脉网通过对医疗行业的专家、企业家的采访所整理出的资料和信息；K，即 KNOWLEDGE，是从数据和信息中整理出来的知识体系；W，即 WISDOM，是基于数据和信息得出的对于未来趋势的判断。从一个新闻事件中，我们去发掘企业做这件事情的商业逻辑和判断；从大数据中，我们分析细分领域的全貌；在对历史的掌握以及对当下的理解的基础上，我们形成了对未来趋势的判断能力。信息大爆炸时代，真伪边界越发模糊，动脉网要起到信息的筛查和过滤器的作用。

行业研究与咨询

致力于打造最专业医疗创新智库

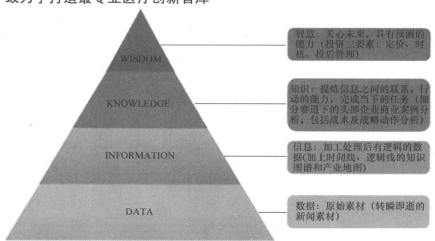

以此模型为底层的研究方法论，动脉网开始了对复杂医疗创新世界的描述和重构。

2. 医疗创新世界脉络图是如何塑造的

在数据方面，动脉网知识库目前已经积累了 13 000 多家全球医疗创新公司的数据、5 000 多家机构数据、56 000 多条政策数据、9 700 多条全球投融资数据。这个数据还在持续增长之中。

与全球知名医疗健康平台 STARTUP HEALTH、ROCK HEALTH 发布的数据对比，动脉网投融资数据覆盖的范围更广，统计的数据更全面。前二者的统计范围仅限于数字医疗公司，且对中国公司的统计不够全面，而动脉网将统计范围扩大至全球医疗健康行业。

在信息方面，动脉网四年来完成了近 4 000 家的企业报道，其中国内 2 400 多家，国外 1 400 多家，覆盖了全球医疗创新企业，70% 的投融资信息都在动脉网首发。

目前，动脉网的医疗专业内容团队已经超过 20 人，融资完成后将继续扩大内容团队，实现全球医疗创新信息的全覆盖。

在报告方面，动脉网是最早在行业内成立研究院的新媒体，2014 年就成立了"互联网医疗研究院"（动脉网蛋壳研究院的前身）。四年以来，动脉网蛋壳研究院完成了 100 多份原创行业报告，拥有超过 20 万人次的报告下载量。

在案例方面，动脉网蛋壳研究院从早期开始，就对全球医疗创新领域的核心企业、头部企业进行深入解读。

从数据到信息，再到案例、报告，动脉网多年以来一直在力图实现产业链的全覆盖，以全球化的视野解读企业创新行为，使读者更好地了解全球医疗创新的趋势，并从中找到自己的坐标。

由动脉网蛋壳研究院编著的"走向未来医疗系列丛书"是动脉网对医疗领域新变革、新技术和新方向的总结，记录了行业如何通过技术创新和模式创新改变医疗流程、降低医疗成本和提高医疗服务效率。《医疗创业与投资实践》记录了医疗领域在政策、产业和资本层面的发展，总结了近五年来医疗投资市场的变化；《大数据＋医疗：科学时代的思维与决策》从医疗大数据的行业发展现状、应用场景、企业布局、政策监管等方面进行探讨，对医疗大数据的行业发展做了全面的分析和展示；《区块链＋医疗：新技术赋能医疗的应用与未来》描绘了区块链技术在医疗健康领域的落地场景和未来发展前景。

这是一个充满了无限可能的时代，新技术的到来将引起医疗领域的重构，我们正处于一个新旧时代交替的入口。底层结构的创新、社会关系模式的再造，无不预示了一个充满想象的未来。医疗，将会是这个时代最富有想象空间的行业之一，而动脉网作为记录者，也会在这段波澜壮阔的进程中留下自己的印记。

动脉网 CEO

刘辉光

前　言

　　自从比特币问世以来，一种新的技术和商业模式诞生了。区块链已经从单纯的数字化货币技术发展到被认为是未来颠覆整个互联网商业模式的核心技术。随着技术的发展，人们意识到区块链可以在各行各业中发挥巨大的价值，其去中心化、不可更改、分布式存储的特点将颠覆行业应用中的底层数据存储方式。

　　2017 年，区块链技术成为全球关注的焦点，资本趋之若鹜。除了发行数字货币之外，人们也在考虑区块链如何与我们现实的行业应用相结合，各领域都在探讨用区块链技术进行变革的路径。

　　区块链从比特币的基础技术开始发展，随着技术的迭代，它和实际应用场景的结合也越来越紧密。区块链满足了数字金融领域对账本安全性、完整性的要求。医疗领域需要记录的数据是病人的病历信息、医疗服务的事件记录信息、设备交换信息、药品流通信息、保险合同信息等，这些都是不能公开且需要很高安全保障的重要信息，并且不能被篡改。其次，数据存储方需要严格验证数据的使用者、上传者的身份认证信息，通过电子签名、人脸、指纹、虹膜等身份识别方式确认身份，同时防止信息泄露。而这些要求，都是用区块链技术可以解决的。

　　医疗健康领域的数据安全与流通问题存在已久，而且长久未得到有效解决。区块链的重要特征是不可更改、分布式存储和先进的身份验证管理，这可以解决医疗

VIII

数据管理中的部分问题。首先，区块链上的数据不能被篡改。任何链上的篡改都会留下痕迹而迅速被发现。其次，分布式存储方式让每个节点都有数据备份，因此单个节点的故障不会对数据完整性造成影响，单点的篡改也会被所有节点发现。另外，区块链可以通过不同的私钥，对医生、护士、患者或保险公司进行身份的验证和权限管理。

医疗机构面临着无法跨平台安全共享数据的问题，区块链技术的出现让数据共享所担心的安全性问题得以解决。随着区块链技术对金融领域的改造逐步成为现实，医疗健康领域也开始探索使用区块链技术对其数据管理进行改造，并希望实现金融级的安全性和效率。

从 2016 年开始，医疗区块链企业将这项新的技术逐步应用在医疗保健用途上。除金融、医疗之外，区块链技术在大多数行业中的应用都还处在理论研究阶段。

医疗健康领域的数据有很强的安全性要求，区块链技术虽然有很多优点，但并非完美。区块链在医疗领域的试验和应用进程不会特别顺利，还有很多问题需要解决。同时，在鼓励技术创新的同时，也要防范区块链所带来的风险。

这本书比较详细地从底层技术到商业应用层面描绘了区块链如何在医疗健康领域落地。阅读之后可以使读者对区块链技术的本质有较为深刻的理解，同时明白区块链技术和医疗健康领域之间的关系？未来，随着技术的革新，每个人都可能是区块链技术的参与者。

目 录

丛书序

前言

第一章

区块链浪潮：1976—2018 年 / 001

  1.1 区块链技术的孕育阶段 / 001

  1.2 区块链 1.0：寻找中本聪 / 004

  1.3 区块链 2.0：1994 年出生的程序员 / 004

  1.4 仰望星空：区块链的小宇宙 / 005

  1.5 任重道远：区块链的六段式进化 / 007

第二章

区块链 + 医疗：技术应用的新融合 / 009

  2.1 区块链的组成："区块"和"链" / 010

  2.2 分布式存储保证数据的一致性 / 016

  2.3 非对称加密实现了身份验证，解决信任问题 / 021

  2.4 智能合约让区块链技术逐步落地 / 026

2.5　区块链的共识机制与黑科技 / 032

2.6　区块链＋医疗：区块链 3.0 时代的野蛮生长 / 035

第三章

遍地开花：区块链＋医疗的应用 / 037

3.1　区块链＋医疗的应用领域 / 037

3.2　区块链落地存在的问题 / 045

3.3　区块链＋医疗的应用案例 / 046

第四章

巨头搏击：区块链＋医疗的市场争夺 / 065

4.1　华尔街的嗅觉 / 065

4.2　全球互联网巨头的区块链棋局 / 067

4.3　区块链＋医疗的中国弄潮儿 / 073

第五章

一览众山：区块链＋医疗领域企业全景概览 / 084

5.1　国内外 65 家医疗区块链企业清单 / 084

5.2　区块链＋医疗企业的主要特点 / 086

5.3　区块链＋医疗落地场景 / 090

第六章

区块链＋医疗领域企业案例 / 093

6.1　医疗健康数据 / 093

6.2　基因组数据 / 094

6.3　医疗保险 / 095

6.4　医务人员身份认证 / 097

6.5　药品防伪 / 097

6.6　医疗供应链金融 / 098

6.7　临床试验 / 099

第七章

政府引导：区块链 + 医疗政策法规 / 100

7.1　监管与机会并存，征途漫漫的"区块链 + 医疗"/ 100

7.2　医疗健康大数据领域的政策和法律问题 / 103

7.3　《大数据产业发展规划（2016—2020 年）》的要求 / 110

7.4　地方政府的助推和扶持 / 112

7.5　区块链公司孵化加速器 / 113

第八章

未来已来：区块链 + 医疗的发展趋势 / 114

8.1　全球区块链发展五大趋势 / 114

8.2　区块链 + 医疗企业探访 1：麻省理工学院区块链项目 Enigma / 115

8.3　区块链 + 医疗企业探访 2：BurstIQ 数据型医疗区块链企业 / 119

8.4　区块链 + 医疗企业探访 3：Medicalchain 与 Groves 搭建医疗
　　　支付区块链平台 / 123

8.5　区块链 + 医疗企业探访 4：Nebula 的区块链技术进入
　　　基因测序 / 128

附录 I

区块链 + 医疗专业术语表 / 135

附录 II

区块链 + 医疗投资机构名录 / 146

附录 III

区块链 + 医疗投资大事年表 / 150

参考文献 / 165

第一章

区块链浪潮：1976—2018 年

区块链发展的历史，是多种技术共同进步的历史。从 1976 年到 2018 年，伴随着密码学、计算机技术和互联网的发展，区块链逐渐拥有了今天的技术范式。

1.1 区块链技术的孕育阶段

创新是进步的源泉，一项伟大技术的发展背后是无数紧密连接的创新成果的涌现。大众现在所见到的区块链技术，并不是完完全全新创的技术，它其实包含了不同历史时期多个领域的研究成果。对这些技术背景的回顾将有助于我们了解区块链技术的过去，把握区块链技术的现在，预测区块链技术的未来。

区块链技术的进步依托于密码学（Cryptography）的发展。密码学的发展使得人们匿名操作的安全性得以保证。那么，究竟什么是密码学？密码学包括密码编码学和密码分析学两大范畴，前者的主要研究内容是密码体制设计，后者的主要内容则是密码体制的破译。密码编码技术和密码分析技术是相互支持、密不可分的两个方面。

1976 年，惠特菲尔德·迪菲（Whitfield Diffie）、马丁·赫尔曼（Martin

Hellman）发表了一篇具有划时代意义的文章——《密码学新方向》；1977 年，美国的数据加密标准（DES）公布。这两件事情的发生让密码学得到了空前的关注度。在此以前，人们都认为密码是政府、军事、外交、安全等部门专用的。而在 1977 年后，密码学由公用研究转为民用研究，正是这种转变，让密码学得到了飞速发展。

1977 年，罗纳德·李维斯特（Ronald Rivest）、阿迪·萨莫尔（Adi Shamir）和伦纳德·阿德曼（Leonard Adleman）三位教授提出了 RSA 公开密钥密码系统，这是迄今为止所有公钥密码体系中最著名、使用最广泛的一种密码体系。RSA 的名称来自于这三位发明者姓氏的第一个字母，他们也因此在 2002 年获得了计算机领域的最高荣誉——图灵奖。

1980 年，《密码学新方向》的两位作者之一赫尔曼的博士生默克尔（Ralph Merkle），提出了默克尔树这种数据结构和相应的算法，其主要用途之一是对分布式网络中数据同步正确性的校验。值得指出的是，在 1980 年时，哈希算法、分布式的网络都还没有出现，我们熟知的安全哈希算法（Secure Hash Algorithm，简称：SHA-1）、消息摘要算法第五版（Message Digest Algorithm MD5，简称：MD5）都是在 20 世纪 90 年代诞生的。在那个年代，默克尔就发布了这样一个数据结构，并且对密码学和分布式计算领域的发展起到了重要作用，这多少有些令人惊讶。

1982 年，莱斯利·兰伯特（Leslie Lamport）在一篇描述分布式系统一致性问题（Distributed Consensus）的论文中抽象出了一个著名的例子，即拜占庭将军问题（Byzantine Failures）。拜占庭帝国想要进攻一个强大的敌国，他们的军队分散在敌国的四周，依靠骑马的通信兵相互通信来协商进攻意向及进攻时间。任一支军队单独进攻都毫无胜算，至少六支军队（一半以上）同时袭击才能攻下敌国。困扰将军们的问题是，他们不确定他们中是否有叛徒，叛徒可能擅自变更进攻意向或者进攻时间。假设不用考虑通信兵是否会被虏获或无法传达信息等问题，即消息传递的信道绝无问题，在已知有叛徒存在的情况下，其余忠诚的将军如何在不受叛徒的影响下达成一致的协议，拜占庭将军问题就此形成。这一问题的提出，标志着分布式计算的可靠性理论和实践进入了实质性阶段。

同年，大卫·乔姆（David Chaum）提出了不可追踪的密码学网络支付系统。我们可以看出，随着密码学的发展，眼光敏锐的人已经开始尝试将其运用到货币、支付相关的领域了。

1985 年，科布利茨（N.Koblitz）和米列尔（V.Miller）各自独立提出了著名的椭圆曲线加密（ECC）算法。此前发明的 RSA 算法由于计算量过大，并不实用，ECC 算法的提出使得非对称加密体系产生了应用于实际的可能。因此，可以说到了 1985 年，也就是《密码学新方向》发表 10 年左右的时候，现代密码学的理论和技术基础得以完全确立。

有意思的是，1985—1997 年这段时期，密码学、分布式网络以及支付／货币等领域，没有什么特别显著的进展。这种现象很容易理解：在新的思想、理念、技术产生之初，大家总要经过相当长时间的学习、探索、实践，才有可能获得突破性的成果。其前十年，往往是理论发展的时间，后十年才会进入到实践探索阶段，1985—1997 这十年左右的时间，应该是相关领域在理论方面迅速发展的阶段。在经过了 20 年左右的时间后，密码学、分布式计算领域终于进入了爆发期。

1998 年，比尔·盖茨的微软如日中天，Windows 98 操作系统风行全球；亚马逊公司刚刚成立三年；第一次互联网大泡沫正在酝酿，并将在 2000 年破裂。而电子商务的发展迫切需要支付方式的变革。互联网电子商务的开展，使得网络支付成为一种潜在需求，数字货币是解决这一问题的方式之一。

一群先驱对数字货币进行了应用实践。戴伟发表文章阐述了一种匿名的、分布式的电子现金系统，他将其命名为"B-Money"；同一时期，尼克·萨博（Nick Szabo）发明了"Bit Gold"，"Bit Gold"设置了一种机制，用户通过竞争性地解决"工作量证明问题"，将解答的结果用加密算法串联在一起公开发布，构建出一个产权认证系统。"Bit Gold"的一个变种是"可重复利用的工作量证明"，开发者是哈尔·芬尼（Hal Finney）。以上即为区块链技术的孕育阶段。

1.2 区块链 1.0：寻找中本聪

中本聪（Satoshi Nakamoto），日裔美国人，日本媒体常将其译为中本哲史。2008 年 11 月，"中本聪"像是凭空出现一样，在一个密码学网站发布了一篇名为《比特币：一种点对点式的电子现金系统》（*Bitcoin：A Peer-to-Peer Electronic Cash System*）的论文，描述了一种被他称为"比特币"的电子货币及其算法，明确了比特币的模式，并表明去中心化、不可增发、无限分割是比特币的基本特点，这篇论文在当时引起了极大的关注。

2009 年 1 月 3 日，中本聪发布了开源的第一版比特币客户端，宣告了比特币的诞生。他同时通过"挖矿"得到了 50 枚比特币，产生第一批比特币的区块就叫"创世块"。从此，比特币狂潮一发不可收拾。在全球，比特币被迅速传播，覆盖地域极为广阔。

2010 年 12 月，中本聪离开比特币，留下无数悬念，他是谁？他从哪里来？他到哪里去了？有人说中本聪的离去使得比特币的去中心化理念更完善，这也是他的理想，毕竟他的存在就是中心。

虽然中本聪已经消失在网络中，但是区块链的好戏才刚刚开场。

1.3 区块链 2.0：1994 年出生的程序员

维塔利克·布特林（Vitalik Buterin）1994 年出生在俄罗斯，他的父亲是一位计算机科学家。他六岁就随父母移民加拿大。2011 年，在他 17 岁的时候，他第一次从父亲的口中了解到了比特币的存在。他为比特币着迷，并开始为《比特币周刊》工作，工资就是每篇文章 5 个比特币。维塔利克说自己不是一个比特币信徒。

维塔利克看到了比特币的成功，也看到了比特币的局限。2013 年年末，他创立了以太坊（Ethereum），最早的数字代币生态系统诞生了。以太坊是一个基于区块链的智能合约平台，是区块链上的"安卓系统"。任何人都可以使用以太坊的服务，在以太坊系统上开发应用。现在，在以太坊改造后的地基上，已经有上千应用大厦被搭建起来。

以太坊的设计目标就是打造区块链 2.0 生态，这是一个具备图灵完备脚本的公共区块链平台，被称为"世界计算机"。除进行价值传递外，开发者还能够在以太坊上创建任意的智能合约。以太坊通过智能合约的方式，拓展了区块链商用渠道。比如，众多区块链项目的代币发行，智能合约的开发，以及去中心化DAPP（分布式应用）的开发。目前基于以太坊的可统计的 DAPP 已经超过 1300个（截至 2018 年 5 月）。然而，任何技术都不可能是完美的，否则就不会有技术创新的需求存在。当前的以太坊网络存在扩展性不足、安全性差、开发难度高以及过度依赖手续费等问题，区块链的大规模商用遭遇了发展瓶颈。

1.4　仰望星空：区块链的小宇宙

区块链只是一种底层技术，是分布式数据存储、点对点传输、共识机制、加密算法等计算机技术的新型应用模式。区块链就好像是大家的手机，而比特币只是其中一个 App，它还可能有更多的应用。2015 年之后大家逐渐认识到应该将比特币、区块链分开来看，就像应该将 App 和 iOS 系统分开来看一样。

区块链技术正向着构建产业生态级别底层架构、攻克各层级技术难点之后实现商用级别高性能应用的方向发展前进。当其能够实现商业应用之后，便进入了区块链 3.0 时代。它定位于能大规模商用，与实际资产和真实价值相关联，推动实体经济发展。

区块链行业参与者主要围绕底层技术及基础设施、通用应用及技术扩展、垂直行业应用这三个层次切入这一新兴产业。在这三个层次中，底层技术及基础设施是价值最高的一个层次，因为其不仅能够创造市场价值，还分散了应用层数据中心化的互联网传统模式。目前从事底层技术及基础设施开发的项目有：BTC、ETH、LTC、IOTA、NEO、Qtum、Bytom、EOS 等。

国内互联网巨头 BAT（百度、阿里巴巴、腾讯，简称 BAT）早已抓住区块链 3.0 的创新应用机会，搭建了自己的平台，如图 1-1 所示。

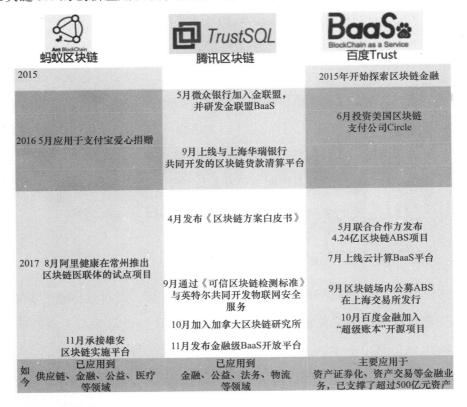

数据来源：鲸准数据，www.jingdata.com

图 1-1　BAT 巨头布局区块链

在区块链 3.0 时期，很多组织都在加紧布局区块链，行业发展更快，底层技术不断更新，先行者地位不可撼动。与此同时，区块链与人工智能和物联网可能最先进行技术融合。三项技术相辅相成，可以相互解决技术难点，降低成本。

区块链于全球范围内在票据、证券、保险、医疗、供应链、存证、溯源、知识产权等多个领域都有了成功案例，部分已经进入了实践阶段。不仅是独立开发商，国内、国际多家大的金融机构、传统企业，也都纷纷建立了自己的区块链项目。可以预见，区块链在各个行业领域正在发挥其应用功效，一个新的产业小宇宙正在发出耀眼光芒。

1.5 任重道远：区块链的六段式进化

回顾历史我们不难得出，最初的区块链仅仅指比特币的总账记录，这些账目记录了自 2009 年比特币网络运行以来所产生的所有交易。从应用角度来看，区块链就是一本安全的全球总账本，所有的可数字化的交易都是通过这个总账本来记录的。为了方便理解区块链的历史与趋势，我们将其发展划分为六个阶段。

（1）技术实验阶段（2007—2009 年）。化名中本聪的比特币创始人从 2007 年开始探索用一系列技术创造一种新的货币——比特币，于 2008 年 11 月发布了一篇被称为"比特币白皮书"的重量级论文——《比特币：一种点对点式的电子现金系统》，2009 年 1 月 3 日比特币系统开始运行。支撑比特币体系的主要技术包括哈希函数、分布式账本、区块链、非对称加密、工作量证明，这些技术构成了区块链的最初版本。从 2007 年到 2009 年年底，比特币处在一个极少数人参与的技术实验阶段，相关商业活动还未真正开始。

（2）极客小众阶段（2010—2012 年）。2010 年 2 月 6 日诞生了第一个比特币交易所，5 月 22 日有人用 10 000 个比特币购买了两个披萨。2010 年 7 月 17 日著名比特币交易所 Mt.gox 成立，这标志着比特币真正进入了市场。尽管如此，能够了解到比特币，从而进入市场参与比特币买卖的主要还是狂热于互联网技术的极客们。他们在论坛上讨论比特币技术，在自己的计算机上挖矿获得比特币，在 Mt.gox 上买卖比特币。

（3）市场酝酿阶段（2013—2015 年）。2013 年初比特币的价格为 13 美元，到同年 11 月 19 日，其价格达到了 1242 美元！然而，此时区块链进入主流社会视野的基础仍不具备，比特币价格的飙升包含了人们过于乐观的预期。而后其价格开始持续下跌，许多企业因此倒闭。在这个阶段，大众开始了解区块链，尽管还不能普遍认同。

（4）进入主流阶段（2016—2018 年）。以 2016 年 6 月 23 日英国脱欧公投，2016 年 9 月朝鲜第五次核试验，2016 年 11 月 9 日特朗普当选美国总统等事件为标志，世界经济不确定性增强。区块链技术开始复苏，市场需求增大。区块链技术进入了全球视野。

（5）产业落地阶段（预计为 2019—2021 年）。预计 2018 年之后，虚拟货币和区块链会在市场、监管层等各方面的调整下，回归理性。在 2017 年的众多区块链项目中，大部分会随着市场的降温而消亡，小部分能生存下来继续推进区块链的落地。2019 年这些项目将会初步落地，但仍需要几年时间接受市场的检验，这将是一个快速试错的过程，企业产品的更迭和产业内企业的更迭都会比较快。到 2021 年，与区块链结合较好的主要行业领域应该会有一些企业稳步发展起来。

（6）产业成熟阶段（预计为 2022—2025 年）。各种区块链项目落地见效之后，区块链技术会进入激烈而快速的市场竞争和产业整合阶段，这一阶段内会形成一些行业龙头，完成市场划分，区块链产业格局基本形成，相关法律法规基本健全，区块链对社会经济各领域的推动作用快速显现，区块链在全球范围内将对人们的生活产生广泛而深刻的影响。

区块链的这六个发展阶段还可以再简化一下，前两个阶段可以看作技术试验阶段，中间两个阶段是主流认知阶段，后两个阶段是产业实现阶段。目前，区块链的社会认知广度已经足够，但认知深度尚显不足，业界需要深入推进区块链知识的研究和普及，为产业发展成熟奠定基础。无论如何，区块链对全球经济的巨大价值已经被充分认识到，对于全球社会政治生态改善的价值也在逐步显现，这是一个值得各国大力投入、抢占先机的社会经济新动力。

第二章

区块链 + 医疗：技术应用的新融合

现在，我们迎来了区块链技术。

现阶段的互联网建立在诸多协议的基础上，比如用于计算机网络通信的 TCP/IP 协议，用于网页内容的 HTTP 协议，用于电子邮件的 SMTP 协议以及用于文件传输的 FTP 协议等。而区块链，有可能成为促进信任和验证身份的另一种协议，使互联网的信息更安全。区块链技术可以通过建立对现代商业至关重要的信任、问责制和透明度，来支持新一代交易应用程序和业务流程的简化。

区块链技术的本质，和 TCP/IP、HTTP、SMTP 协议一样，也是一种互联网安全协议。

设想一下，如果现在我们想要在互联网世界中建立一个没有中心服务器的全球通用数据库，那么一定会面临以下三个亟待解决的安全问题。

问题 1：这个数据库如何能够完整存储海量的信息，同时又能在没有中心化结构的体系下保证数据库的完整性？

问题 2：如何存储、记录这个数据库，使得即便参与其中的数据存储节点崩溃之后，我们仍然能保证整个数据库系统的正常运行与信息完备？

问题 3：如何使这个完整存储下来的数据库变得可信赖，让我们可以在互联网匿名背景下成功防止诈骗？

针对这三个核心问题，区块链构建了一整套完整的、连贯的数据库技术来达成目的，解决这三个问题的技术也成为区块链最核心的三大技术。它们分别是"区块＋链"、分布式存储和非对称加密算法。此外，为了保证区块链技术的可进化性与可扩展性，区块链系统设计者还引入了"脚本"的概念来实现数据库的可编程性，这成为区块链的第四大核心技术。

区块链是一个复杂的技术，它的出名并不是因为技术本身，而是其伴生的电子货币。除了交易、金融的数据存储之外，其他行业的细分领域也需要区块链来保证数据存储的安全性。如何确保数据的安全性和流通性，几乎成为各大行业最大的痛点，而区块链技术的出现恰好为这一广泛存在的问题提供了可行的解决方案。

医疗健康领域的数据安全与流通问题存在已久，而且一直未得到有效解决。随着电子病历、可穿戴设备、传感器、物联网的大规模投入使用，数据量在近几年出现了大规模的爆发，迫切需要实现数据信息的有效记录、追踪、管理。

所以，即使医疗领域的参与者已经搞清楚什么是区块链，但他们更想知道的是，区块链究竟应该如何在医疗健康领域落地？在各细分市场的参与方式是什么？可以为医疗行业带来什么？

2.1 区块链的组成："区块"和"链"

区块链本质上是一个去中心化的分布式数据库，能实现数据信息的分布式记录与分布式存储，它是一种把区块以链的方式组合在一起的数据结构。区块链技术使用密码学的手段产生一套记录时间先后的、不可篡改的、可信任的数据库，这套数据库采用去中心化存储且能够有效保证数据的安全，能够使参与者对全网交易记录的时间顺序和当前状态建立共识。

2017年以来，区块链概念大火，但是其技术相对生涩。很多媒体纷纷用通俗易懂的漫画方式，让人们了解了区块链是怎么一回事。说得通俗一点，就是区块链由以前的一人记账，变成了大家一起记账的模式，让账目和交易更加安全，这就是分布式数据存储。

实际上，和区块链相关的技术名词除了分布式存储，还有去中心化、智能合约、加密算法等概念。

想要了解区块链技术的基本原理，首先要弄清楚什么是"区块"，它们是怎么"链"起来的，以及区块里面记录了什么信息。

区块链（Blockchain）由两个词组成，一个是"区块"，一个是"链"，这是从数据的形态对这项技术进行描述。区块链技术把数据库中需要存储的数据分成了不同的区块，每个区块通过特定的信息链接到上一区块的后面，前后按时间顺序连接起来成为一套完整的数据。每个区块链数据库本质上是一个按照时间顺序串联起来的时间链，它使用协议规定的密码机制进行身份认证，同时保证数据的内容不会被篡改和伪造，如图 2-1 所示。

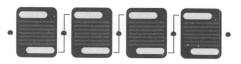

图 2-1　区块链是时间链

我们将区块链分成了六层，其中数据层、网络层是区块链的技术基础。共识层、激励层催生了数字货币。合约层、应用层则让区块链实现了落地，如图 2-2 所示。

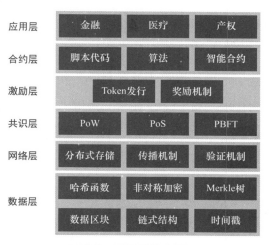

图 2-2　区块链的六层

1. 区块结构

区块是使用密码学方法产生的数据块，数据以电子记录的形式被永久储存下来，存放这些电子记录的文件就被称为"区块"。每个区块记录了几项内容，包括神奇数、区块大小、数据区块头部信息、交易数、交易详情。区块链结构如图 2-3 所示。

区块子结构名称	作用说明	大小（字节）
神奇数	区块分隔符	4
区块大小	记录当前区块大小	4
数据区块头部信息	记录当前区块的头部信息，其哈希值是下一个新区块的参数	80
交易数	当前区块场所记录的交易数量	1-9
交易详情	记录当前区块保存的所有交易细节	变长

区块子结构名称	作用说明	大小（字节）
版本号	数据区块的版本号	4
前一个区块的记录	记录了前一个数据区块的哈希值，当前区块的哈希值一定比它小	32
Merkle 树的根值	记录了当前区块中所有交易 Merkle 树的根节点的哈希值	32
时间戳	按照 UNIX 时间格式记录了当前区块生成的时间	4
目标值	当前区块生产所达成目标值的特征，矿工工作量证明	4
随机数	当前区块工作量证明的参数	4

图 2-3 区块链结构

每一个区块都由块头和块身组成。块头用于链接到上一个区块的地址，并且为区块链数据库提供完整性保证；块身则包含了经过验证的、块创建过程中发生的交易详情或其他数据记录。

区块链的数据存储通过两种方式来保证数据库的完整性和严谨性。第一，每一个区块上记录的交易是上一个区块形成之后，该区块被创建前发生的所有价值交换活动，这个特点保证了数据库的完整性。第二，在绝大多数情况下，一旦新区块完成后被加入到区块链的最后，则此区块的数据记录就再也不能改变或删除。这个特点保证了数据库的严谨性，使其无法被篡改。

2. 链式结构

那么，区块和区块之间是如何"链"起来的呢？这主要依靠各个区块之间的区块头部信息链接起来，头部信息记录了上一个区块的哈希值（通过散列函数变换的散列值）和本区块的哈希值。本区块的哈希值，又在下一个新的区块中有所记录，由此完成了所有区块的信息链。链式结构如图 2-4 所示。

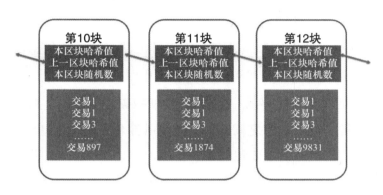

图 2-4　链式结构

同时，由于区块上包含了时间戳，区块链还带有时序性。时间越久的区块后面所链接的区块越多，修改该区块所要付出的代价也就越大。区块链采用了密码协议，允许计算机（节点）的网络共同维护信息的共享分布式账本，而不需要节点之间的完全信任。

该机制保证，只要大多数网络按照所述管理规则发布到区块上，则存储在区块链中的信息就可被信任为可靠的。这可以确保交易数据在整个网络中被一致地复制。分布式存储机制的存在通常意味着网络的所有节点都保存了区块链上存储的所有信息。借用一个形象的比喻，区块链就好比地壳，越往下层，时间越久远，结构越稳定，不会发生改变。

由于区块链将创世块以来的所有交易都明文记录在区块中，且形成的数据记录不可篡改，因此任何交易双方之间的价值交换活动都是可以追踪和查询到的。这种完全透明的数据管理体系不仅从法律角度看无懈可击，也为现有的物流追踪、操作日志记录、审计查账等提供了可信任的追踪捷径。

区块链在增加新区块的时候，有很小的概率发生"分叉"现象，即同一时间出现两个符合要求的区块。对于"分叉"的解决方法是延长时间，等待下一个区块生成，选择长度最长的支链添加到主链。"分叉"发生的概率很小，多次分叉的概率基本可以忽略不计，"分叉"只是短暂的状态，最终的区块链必然是唯一确定的最长链。

从监管和审计的角度来看，条目可以添加到分布式账本中，但不能从中删除。运行专用软件的通信节点网络以对等方式在参与者之间复制分类账，执行分布式分类账的维护和验证。在区块链上共享的所有信息都具有可审计的痕迹，这意味着它具有可追踪的数字"指纹"。分类账上的信息是普遍和持久的，其通过创建可靠的"交易云"，使数据不会丢失，所以区块链技术从根本上消除了交易对手之间的单点故障风险和数据碎片差异。

总结起来，区块链的主要特征如下：

（1）它是一个分布式的链接账本，每个账本就是一个"区块"；

（2）分布式存储保证了账本一致性；

（3）基于共识算法来决定记账者；

（4）账本内交易由密码学签名和哈希算法保证不可篡改；

（5）账本按产生的时间顺序链接，当前账本含有上一个账本的哈希值，账本间的链接保证不可篡改；

（6）所有交易在账本中可追溯。

3. 区块所能存储的医疗健康信息

区块链最初是加密货币比特币的基础。比特币区块链上的"交易"代表着金融交易：将特定数量的比特币从一个账户转移到另一个账户的交易记录。任何人都可以使用适当的软件工具来检查公共区块链上的交易，以验证特定比特币属于哪个账户。

在医疗健康领域中，哪些信息可以用区块链进行存储来保证安全性？医疗健康领域的"交易"部分包括所提供医疗服务的具体事件的记录，可以是病人病历信息、医院内部信息、设备交换信息、药品流通信息、保险合同信息等。这些信息都需要很高的安全保障，并且要保证不能被篡改。医疗机构面临着无法跨平台安全共享数据的问题。在医疗服务商之间建立良好的数据协作，有助于进一步提高诊断准确率，改善治疗效果，降低医疗成本。基于区块链技术，医疗产业链中的参与方可以实现对网络访问权限的共享，同时不会对数据的安全性和完整性造成威胁。

电子健康病历（EHR）

医疗方面，区块链最主要的应用是对个人医疗记录的保存，这可以理解为区块链上的电子病历。如果把病历想象成一个账本，原本它是掌握在各个医院手上的，患者自己并不掌握，所以患者就没有办法获得自己的医疗记录和历史病历，这会对患者就医造成很大的困扰，因为医生无法详尽了解到患者的病史记录，如图 2-5 所示。

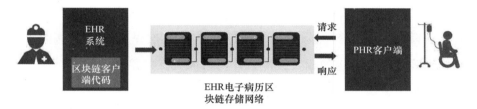

图 2-5 典型的区块链医疗应用

但现在如果用区块链技术来保存健康病历、检验数据，就相当于有了个人医疗记录的历史数据库。区块链应用允许患者个人掌握自己的信息。医生判断、影像、心电图、睡眠模式、血糖等检测数据都能查到，然后记录到区块链上。无论是看病，还是对自己的健康做规划，都有历史数据可供使用，而这个数据真正的掌握者是患者自己，而不是某个医院或第三方机构。

药品防伪

因为药品生产的特殊性，可以先将区块链技术应用到药品的生产和销售环节，把药品的追溯认证纳入到市场监管中。消费者在购买药品的时候通过个人数据的分享上传使购买过程透明化，与区块链记录信息相互对照来确保药品的合法性，同时满足监管需求。

保险索赔

目前小额医疗保险的理赔过程通常是投保人先向医院支付医疗费用，然后再从医院获得相关费用文件，之后投保人用这些文件向保险公司申请理赔，获得理赔金。这个耗时的系统存在的原因是医院担心数据泄露，从而导致保险公司无法立即获得医疗数据。不可篡改的区块链平台可以提供更好更安全的数据服务。

区块链技术把有关数据记录分布式存储在区块链上，实现了保险数据保全、数据不可篡改，从而避免合同争议。即使投保人没有申请理赔，理赔流程也会自动进行。因为医院医疗费用支付详情和保险合同都是自动验证的，所以赔款的支付也是如此。

保险公司和医院之间搭建的区块链平台将提高理赔流程效率，降低支付耗时。医院可以通过与保险公司共享的账本核对投保人保险信息。保险公司接收到医院自动发送的相关文件，并向投保人支付赔偿。

手术病历记录

手术过程的病历记录非常重要，但在一些医疗事故当中，可能会出现手术记录被篡改的现象。而区块链技术则可以记录下完整的手术过程，其不可修改的属性可以帮助医疗机构在出现医疗事故之后，通过记录来认定具体责任人。

2.2 分布式存储保证数据的一致性

区块链的结构本质上是一个按照时间顺序串联起来的事件链，创世块以后的所有交易都记录在区块中。交易记录等账目信息会被打包成一个个的区块并进行加密，同时盖上时间戳，所有区块按时间戳顺序连接成一个总账本。

区块链使用了协议规定的密码机制进行认证，保证不会被篡改和伪造，因此任何交易双方之间的价值交换活动都是可以被追踪和查询到的。

如果有人想要在区块链中修改"账本记录"，需要把整个链条上的加密数据进行破解和修改，其难度相当大，这是由区块链的结构所决定的。另一个保证安全的因素就是区块链采用了分布式存储的方式。也就是说，即使篡改者破解和修改了一个节点上的信息，也没有什么用，他需要同时修改网络上超过半数的系统节点数据才能真正地篡改数据。这种篡改的代价极高，几乎不可能完成，这也就保证了区块链的安全性。

分布式存储是去中心化的主因

那么，什么是分布式存储？通常的数据存储方式叫中心式存储，将重要数据都存储在一个中心服务器上，其他客户端都是从中心存储数据池中读取数据。区块链技术是将数据分散存储到全网络多个数据节点上，每一个节点都有完整的数据存储和备份，形成了一个大规模的存储资源池。分布式存储的数据传输和保存路径如图 2-6 所示。

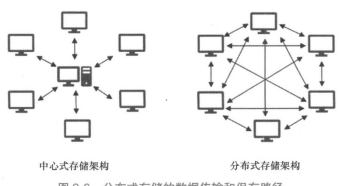

中心式存储架构　　　　　　　　分布式存储架构

图 2-6　分布式存储的数据传输和保存路径

区块链构建了一个分布式结构的网络系统来保证数据库的严谨性。区块链设计者没有为专业的账本记录者预留一个特定的中心位置和中心权限，而是希望通过自愿原则来建立一套人人都可以参与记录信息的分布式记账体系，从而将会计责任分散化。数据库中的所有数据都实时更新并存放于所有参与记录的网络节点中。这样即使部分节点损坏或被黑客攻击，也不会影响整个数据库的数据记录与信息更新。

"分布式"概念最早出现在 20 世纪 90 年代。当时有不少大型的科学计算项目采用了分布式计算（Distributed Computing）设计，比如寻找外星人的 Seti@Home 和计算蛋白质折叠的 Folding@Home 项目。这些计算程序的计算量非常庞大，以往的中心式计算需要在超级计算机上完成，耗时长、费用高；而分布式计算是将这些计算项目中的部分数据分解，然后通过因特网将数据分配到安装了计算客户端的个人计算机上，利用闲置的计算资源共同来完成计算。

计算和存储，都是计算机的重要功能。分布式计算解决了数据的计算成本问题，大家一起帮忙计算；分布式存储解决了数据的安全性问题，大家一起帮忙记账。

在区块链出现之前，普通用户也曾经接触过分布式存储应用，那就是BitTorrent。BT 下载所需的数据都分布在用户的计算机里，采用 P2P 的数据传输方式。音乐、软件、影视资源通过 BT 软件实现个人之间的免费分享，在用户之间进行分布式点对点传输。由于没有中心化的服务器，数据都存储在用户的个人计算机中，版权拥有者并没有办法将侵权数据移除。区块链技术也采用了类似的数据存储方式。

区块链的存储方式和 BT 下载的原理类似。根据 BT 下载的协议，文件发布者发布的文件生成种子文件，包含跟踪信息和文件信息两部分。BT 下载一开始，首先要连接到中心的跟踪服务器获得其他用户的 IP 地址，然后连接到其他用户开始点对点下载。

每个节点都是平等关系

区块链构建了一整套协议机制，让全网每一个节点在参与记录的同时也来验证其他节点记录结果的正确性。只有当全网大部分节点（或甚至所有节点）都同时认为这个记录正确时，或者所有参与记录的节点都进行结果比对并一致通过后，记录的真实性才能得到全网认可，记录数据才允许被写入区块中。

区块链技术采用分布式数据存储的方式来解决账本的容灾问题，同时建立了一种个体之间的对等关系（P2P），形成去中心化的数据系统。这个系统中没有中心机构，所有节点的权利和义务都一样，任一节点停止工作都不会影响系统整体的运行。所以，分布式存储的一个优势就是"去中心化"。

从去中心化到弱中心化

区块链的核心不是去中心化，而是分布式。区块链的早期技术（如比特币）被描述为完全去中心化的技术。实际上区块链技术还是有中心的，虽然没有第三方平台作为中心，用信用背书，但实际上交易协议、算法就是它的中心。未来，区块链技术要在"原本只有少量的大中心"的行业中实现应用，还将慢慢演化成"有大量的更小规模的中心"。

去中心化带来的好处是降低信任成本，但 P2P 的多节点确认模式同时也会降低交易效率。由于金融行业的特殊性质，完全去除监管部门的监督权利是不切实际的，包括央行在内的多家监管机构也在研究如何在区块链中引入超级账户，通过超级账户执行一些特定的操作，包括交易账号的冻结等。

在实际中，很多业务场景已经有了一定的信任基础。比如一个机构内部，行业联盟之间的互信。在原有的信任基础之上，区块链朝着联盟链、私有链的方向发展。未来，区块链系统架构是可信任的多中心体系，将分散独立的各自单中心，提升为多方参与的统一多中心，从而提高信任传递效率，降低交易成本，即在信息不对称、不确定的环境下，建立满足各种活动赖以发生、发展的"信任"生态体系。

医疗健康记录的分布式存储

金融、法律、医疗保健和其他类型的交易有一些共同的要求，如有必要确定交易各方的身份，保持各方间的信任，确保交易记录正确、不能变更，保证交易发生的基础设施稳定。在区块链技术出现之前，实现这些目标的唯一途径是建立一个强有力的中心化角色来提供这些服务，如银行、政府和清算机构。

在医疗健康档案领域，每个医院或卫生系统都拥有自己的中心机构来提供记录、保存和传输健康档案的服务。传统的中心式存储设施是解决这个问题的最佳办法。虽然它有许多优点，但也有缺点。中心式存储容易遭受数据丢失、更改和攻击。这种架构的存在，也导致当今在医疗保健领域普遍存在的信息孤岛现象。

来自美国卫生与公众服务部的数据显示，2015 年，黑客／IT 事件导致了 1.12 亿条医疗记录数据遭到破坏或泄露。2016 年，估计 1/3 的患者将成为数据泄露的受害者。而区块链的公钥／私钥访问方式和分布式数据存储为医疗保健信息的安全建立了一个新的范式。

以医院信息系统（HIS）的数据存储方式为例，它采用传统的中心式存储方式，数据全部存储在整个系统的数据中心上。而各科室的计算机是客户端，只负责数据的采集、录入和查询，不负责数据的存储。如果采用分布式存储，那么就不再会有中心服务器的存在，所有的客户端计算机都会充当数据服务器，把数据存储在本机上，所有节点以 P2P 方式进行数据传输。

不可更改是区块链技术的本质之一，但在实际应用中，特别是私有链中，当出现错误信息时，很多时候还是需要进行数据的更改。医疗保健机构可以保留患者电子病历的更新副本，分布式存储可以保护副本免受恶意攻击。如果出现患者性别错误或者年龄错误，需要调整区块链中的历史数据区块，则需要区块链的所有参与者达成一致共识，或者 51％ 的网络参与者批准更改。如果确实发生了区块替换，那么这个区块将会留下一个所有参与者都能看到的更改痕迹。此功能可提高安全性，并可帮助降低恶意更改的风险，一旦更改会立即向网络广播。

咨询服务业巨头埃森哲（Accenture）已在欧美地区获得可编辑区块链模型的专利。此种区块链允许在已授权的区块链系统中，由中央管理员修改及删除储存信息。区块链技术的部分支持者认为，可编辑区块链颠覆了区块链原有的概念，是一种技术上的倒退。

2.3　非对称加密实现了身份验证，解决信任问题

区块链也被称为信任链，通过身份认证建立对现代商业至关重要的信任关系。在前面的章节中，我们提到，区块链用密码学方法解决了信任问题，并实现了安全和不可更改的特性。

在区块链的分布式网络里，节点之间进行通信并达成信任，通过数字签名实现身份的确认以及信息真实性、完整性的验证。所以，数字签名的作用有二，一是确定消息是由发送方签名并发送出来的，二是确认消息的完整性。数字签名的完成过程涉及哈希算法、非对称加密等加密技术，这些加密技术是区块链实现信任的基础。

区块链技术中的哈希算法

区块链的数字签名在加密时所涉及的两个核心技术分别是哈希算法和非对称加密。

哈希算法，通常也被称作散列函数。它可以把任意长度的明文二进制数据通过散列函数算法，变换成较短的固定长度的二进制数据，这个二进制值就被称为哈希值。区块链技术的代表——比特币所使用的哈希算法是SHA-256，其安全性非常高。

哈希算法拥有以下特点：

正向快速：通过哈希算法能在有限时间和有限资源内，将任意长度的明文快速计算出哈希值。

逆向困难：给定若干哈希值，在现有计算条件下，有限的时间内几乎无法通过哈希算法逆推出明文。

雪崩效应：哪怕原始输入信息修改一丁点儿，通过哈希算法计算得到的哈希值就会有很大的不同。所以，数据是否被篡改过，是否完整，都可以通过它的哈希值进行检验。

长度一致：长度不一样的信息经过散列计算后，长度是一致的。

避免冲突：不同的明文，通过散列计算后不会得到相同的哈希值，避免

发生冲突，如图 2-7 所示。

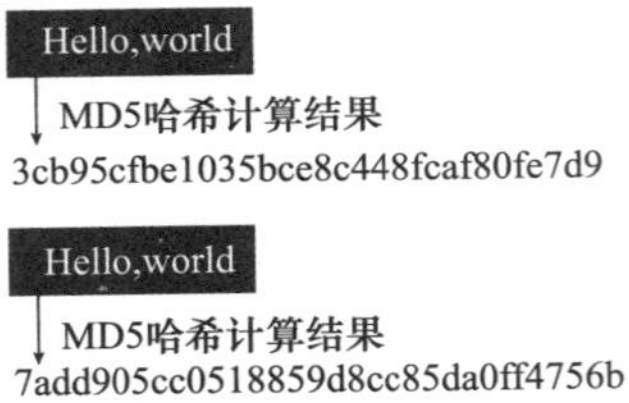

Hello,world

MD5哈希计算结果
3cb95cfbe1035bce8c448fcaf80fe7d9

Hello,world

MD5哈希计算结果
7add905cc0518859d8cc85da0ff4756b

图 2-7　内容更改后，哈希值完全改变

哈希算法在区块链技术中的应用主要有以下几个优势：第一，加密私钥，保证密钥安全。第二，验证数据区块，形成唯一的交易 ID。哈希值是一段固定长度且极其紧凑、数据唯一的数值表示形式，可作为区块 ID，并实现数据验证功能。第三，实现工作量证明。哈希函数的难题友好性构成了基于工作量证明（Proof of Work，PoW）的共识算法的基础。通过哈希算法计算得出的符合特定要求的哈希值，可以作为共识算法中的工作量证明。

哈希算法在日常的应用中也比较常见，比如我们在验证下载的文件是否完整时，哈希值就是一个验证手段。我们下载的文件哪怕有一个字节不一样，也会得出不一样的哈希值。另外，我们在进行网站注册时设置的密码，一般也会通过哈希算法计算后进行密文存储，而不会用明文存储，以防止数据库泄露。验证时，用户输入的密码在通过哈希算法计算后和数据库里的哈希值进行对比来确定身份。这两个功能就分别是哈希算法对数据完整性验证和用户身份验证的应用。

什么是非对称加密

非对称加密是对加密和解密过程的一种描述。

加密，是通过一种算法，对原始的明文信息进行转换，转换而成的密文信息是一组随机数。解密，是密文信息的接收者通过密钥进行解密，从而还原得到原始明文再进行阅读。密钥就是加密和解密过程中的那把钥匙。

如果加密和解密使用同一把钥匙，那就是对称加密。对称加密的好处在于加密和解密的速度快，但是对称算法的安全性依赖于密钥，泄露密钥就意味着任何人都可以对其发送或接收的消息进行解密，所以密钥的保密性至关重要。

非对称加密的密钥有两把：一把叫公钥；一把叫私钥。其中公钥可以公开，私钥则具有私密性。通信时，发送方利用公钥对信息进行加密，接收方通过私钥对信息进行解密，反之亦然。因为加密与解密用的是两把不同的密钥，所以这种算法也被称为非对称加密算法。

非对称加密在通信前不需要先同步私钥，避免了在同步私钥过程中被黑客盗取信息的风险。例如，银行颁发给个人用户的私钥就存储在个人的 U 盾里。非对称加密算法一般比较复杂，执行时间相对较长，好处在于无密钥的分发问题。

非对称密码系统的安全性基于一些困难的数学问题，比如，基于大整数的因式分解问题、椭圆曲线问题等数学问题，也就是说，密码的解密过程要远远比验证答案费时。分解质因数做起来很难，但如果给出几个素数求它们的乘积，那就简单多了。这就是一个典型的不对称算法。事实上，基于大整数的因式分解问题的密码学算法即是 RSA 加密算法的基本原理，而椭圆曲线密码学算法（Elliptic Curve Cryptography，ECC）则属于非对称加密算法。

区块链中的非对称加密技术解决了身份验证问题

非对称加密技术除了可以保护明文和密钥，另一个重要用途就是进行身份验证，使分布式存储系统得以实现。在区块链系统中没有中心节点来确认用户的身份，各个单一节点是对等的，都要向全网公示自己的身份。所以，用户在公示身份的同时不能把密钥向所有人公开，如果有人拥有你的私钥，则完全可以顶替你的身份。

于是，我们需要这样一种机制，能够让我们在不公开私钥的前提下，公示自己的身份。也就是说，尽管别人不知道我所拥有的私钥，但是他知道我拥有这一把钥匙。

非对称加密可以实现对密文接收者的身份验证。发送者通过公钥对明文进行加密，这个密码只有拥有相应私钥的人才能解开。那么只要接收者把这道题解开了，别人就能通过答案来验证他是否是私钥的拥有者。

在区块链的交易过程中，全网络的任何人都可以参与密文交易的验证，只有当特定的人通过解密证明了自己时，他发起的新交易才会得到全网的传播和确认。一般人虽然解不开难题，但如果某人给出了正确的答案，所有人都能快速验证这一解答是否正确。

在区块链中，非对称加密的重要应用就是数字签名——保证内容的真实性和合法性，保证区块里的任何数据都没有经过篡改。整个签名过程如图2-8所示，哈希算法和非对称加密都在其中有相应应用。

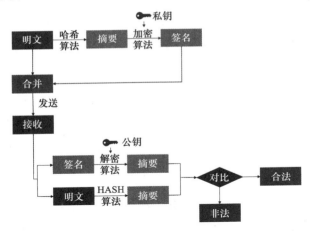

图 2-8　区块链消息传输过程中的加密和解密过程

图2-8描述了密码算法在区块链消息传输过程中的应用。在消息内容的基础上，发信人首先对这个消息做哈希运算，形成区块摘要；然后用私钥对摘要进行加密，形成签名。接着，收信人也要对消息进行哈希运算，然后用相应的公钥解密数字签名，再对比两个哈希值。如果两个值相同，就代表这个消息是发信人本人发出的而且没有被篡改过。

非对称加密技术在医疗健康应用中的意义

在区块链技术中，所有的规则事先都以数学算法的形式进行规范，人们完全不需要知道交易的对方是谁，更不需要求助中心化的第三方机构来为交易进行背书，只需要信任数学算法就可以建立互信。实质上是算法在为人们创造信用，达成共识背书。在现有的区块链系统中，根据实际应用需求已经衍生出多私钥加密技术，以满足多重签名等更为灵活和复杂的场景。

医疗保健生态系统是复杂的，有多个利益相关者，他们在信息系统中有非常复杂的交互动作。在医疗健康领域中，要解决数据共享和隐私之间的矛盾，挖掘医疗健康数据的潜在价值，对医疗健康从业者来说是一个非常大的挑战。医疗信息和数据的权限管理至关重要，但这一过程必须足够简单、成本更低，才能解决效率低下的现状。

尽管建立中心化数据库在技术上可能更简单，但是具有隐私最大化算法的分布式区块链网络可以最大化确保数据处理的安全性，符合 HIPAA（《美国健康保险流通与责任法案》）、机密性和其他监管及道德层面的要求。

创建安全和可信的护理记录

信任是医疗机构为患者提供医疗服务的基础。患者需要信任医疗机构人员提供了适当的医疗照护，医护人员需要相信患者诚实地执行了医嘱。医疗区块链项目可以通过非对称加密手段为医患提供身份验证服务。

在医患双方的身份验证成功后，相关项目可以立即按事先编辑的智能合约执行。区块链技术的应用可以提高医疗处方的执行效率和保险的赔付效率。医生在为患者开处方时，将处方药品记录在区块链上，患者可以实时查看自己的药方以及公开透明的药物价格。当患者出现死亡或者发生医疗事故等异常情况时，链上任何知道该事实的可信方可以将该信息添加到系统中，从而提高记录的准确性和可信度。

虽然许多不同的工具可以定期对用户进行身份验证，但医护人员还必须确保用户的身份证明是正确的，并在特定时间点反映用户的状态。这对医疗保健服务提供者尤其重要，因为围绕解决医疗行为中的欺诈、浪费和滥用等问题，已成为系统提供者和付费者最为关注的问题。此外，如果有不准确的医疗记录，患者可能会质疑提供给他们的医疗服务的可信度和价值。

医疗健康记录等敏感数据泄露的风险非常高。区块链的身份识别和治理规则，可以预先定义用户的访问权限和控制权限，以确保医疗健康记录的隐私级别与透明度，并确保只有有资格的参与方才能看到必要的数据。

记录病人的授权意见

对于患者的医疗信息记录共享，最为关键的是要获得患者的同意。这是医疗信息数据共享必须遵守的底线和规则。

通过在不可更改的区块链信息中捕获患者的同意授权语句，可以保证医疗保健专业人员放心地使用这些数据。此外，患者还可以在进行手术或接受护理行为前，添加知情同意书——区块链会安全地保存这些授权信息。医护人员可以根据这些指示采取行动，区块链技术可以根据身份验证后的授权信息，提供医疗健康记录的访问控制决策，以确保系统遵从患者的意愿。

2.4 智能合约让区块链技术逐步落地

区块链技术已经经历了近10年的发展，其本质是一个分布式数据库。从一开始的数字货币，发展到现在的未来互联网底层技术，区块链技术的发展已经经历了不少的进化和迭代。

但是区块链技术的价值并不仅仅是在数字货币上，更为重要的是它构建了一个去中心化的自治社区。金融领域将成为区块链技术的重要应用领域，区块链技术也将成为互联网金融的关键底层基础技术。这个技术一开始也并不完美，在10年的发展过程中也在不断地迭代，为其商业化落地做好了准备。

目前，区块链技术正在从2.0时代向3.0时代过渡。

区块链1.0时代，被称为区块链货币时代。以比特币为代表，主要是为了解决数字货币和支付手段的去中心化管理问题。

区块链 2.0 时代，被称为区块链合约时代。以智能合约为代表，实现了整个互联网应用市场的去中心化。在这一阶段，人们可以利用区块链技术实现更多数字资产的转换，从而创造数字资产的价值。所有的金融交易、数字资产都可以经过改造后在区块链上使用，包括股票、私募股权、众筹、债券、对冲基金、期货、期权等金融产品，或数字版权、证明、身份记录、专利等数字记录。

区块链 3.0 时代，被称为区块链治理时代。它是区块链技术和实体经济、实体产业相结合的时代，人们可以将链式记账、智能合约和实体领域结合起来，实现去中心化的自治，充分发挥区块链的价值。

目前，我们正处在区块链 2.0 时代的起步阶段，其关键点就是对智能合约的应用。

智能合约的起源

合约是一种双方都需要遵守的合同约定。比如，我们在银行设置的储蓄卡代扣水电气费用业务，就是一种合约。当一定条件达成时，比如燃气公司将每月的燃气支付账单传送到银行，银行就会按照约定将相应的费用金额从储蓄者账户转账至燃气公司。如果账户余额不足，银行就会通过短信等手段进行提醒。如果长期欠费，就可能会被燃气公司"断气"。不同的条件会触发不同的处理结果。

智能合约（Smart Contract）的诞生远远早于区块链技术，它是由计算机科学家、加密大师尼克·萨博于 1993 年提出的。智能合约是一套以数字形式定义的承诺，包括合约参与方可以在上面执行这些承诺的协议。智能合约将双方的执行条款和违约责任写入了软硬件之中，通过数字的方式控制合约的执行。

智能合约与传统合约的区别

（1）自动化。智能合约可以根据触发条件，自动执行相应的下一步事务，对条件的判断准确、及时。传统合约需要人工判断触发条件，效率、准确性均不如智能合约。

（2）主客观维度。智能合约适合客观性请求场景，传统合约适用主观性判断指标。主观性判断指标很难纳入自动机制中进行判断，从而难以执行下一步事务。

（3）成本。智能合约的成本低，所有的判断条件、执行、处置都是自动执行的。

（4）执行时间。智能合约属于事前约定、预防执行模式，传统合约则属于事后执行模式。

（5）违约责任。智能合约违约成本高，一旦违约，数字资产、保证金等抵押品将遭受损失，而传统合约的违约执行依赖于刑罚，执行成本高。

（6）使用范围。智能合约技术可以在全球范围内应用，传统合约受地域影响大，不同地区的法律、人文因素会对执行过程产生影响。

从本质上讲，智能合约如同计算机编程语言中的 if-then 语句，一旦预先定义的条件被触发，合约就会被智能地执行。智能合约一直没有得到广泛的使用，是因为它的执行需要底层协议的支持，但目前还缺乏支持可编程合约的数字系统和技术。

区块链的出现，不仅可以支持可编程合约，而且具有去中心化、不可篡改、过程透明、可追踪等优点，适合于支持智能合约的执行。数据无法被删除、修改，人们不用担心合约内容会被篡改；合约的执行及时、有效，人们不用担心系统在满足条件时不执行合约；同时，完整记录会在全网备份，可实现事后审计，追溯历史。

智能合约的工作原理

基于区块链的智能合约，包括事务的保存和状态的处理，都可以在区块链上完成。事务主要包含需要发送的数据，而事件则是对这些数据的描述信息。当事务及事件信息被传入智能合约后，合约资源集合中的资源状态会被更新，进而触发智能合约进行状态机判断。如果事件动作满足触发条件，则由状态机根据参与者的预设信息，选择合约动作自动、正确地执行。智能合约模型如图 2-9 所示。

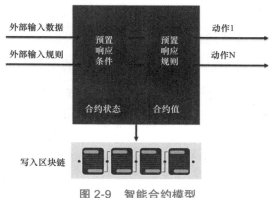

图 2-9　智能合约模型

以太坊和智能合约

以太坊是一个创新性的区块链平台，它的创新之处就是在区块链中封装代码和数据，允许任何人在平台中建立和使用通过区块链技术运行的去中心化应用。它既遵循了区块链技术的应用原理，又增加了在区块链上创建智能合约的功能。

以太坊开始于 2013 年 12 月，以太坊的创始人维塔利克·布特林、加文·伍德（Gavin Wood）和杰弗里·维尔克（Jeffrey Wilcke）开始研究区块链，并在全球范围内吸引了很多技术人员加入，试图打造一个总体上完全没有信任基础的智能合约平台。2015 年 7 月，以太坊发布了第一个版本，它是一个开放源代码的区块链项目。和比特币有所不同的是，以太坊的设计十分灵活，极具适应性。

比特币虽然在技术领域内有着巨大的创新，但是也有诸多的不足，所以以太坊建立了一个可编码的图灵完备的区块链。一切可计算的问题都能计算，这样的虚拟机或者编程语言就是图灵完备的。

在这个区块链上，程序员可以通过编写代码，创建新的数字资产；也可以通过编写智能合约的代码，来创造非数字资产。通过这些编码，在区块链的基础之上，人们能够管理更多的非数字资产。这意味着以太坊上的区块链交易远不止买卖数字货币，将会有更广泛的应用指令嵌入区块链之中。所以，在以太坊平台上创立新的应用场景就变得十分简便。

智能合约在医疗领域的应用案例

智能合约是区块链和实际应用场景相结合的重要支撑，也是区块链能够被称为颠覆性技术的主要原因，是可编程金融、可编程货币的技术基础。智能合约帮助区块链从理论走向实践，在今后可能会让人类社会的结构产生重大变革。

智能合约今后可能成为全球经济的基本构件，任何人都可以接入到全球经济中，而不需要事前审查和预付成本。智能合约无须要求用户彼此信任，因为智能合约不仅是由代码进行定义的，也是由代码强制执行的，完全自动且无法干预。

在金融、拍卖、借贷、遗嘱、注册、众筹、股权、投票、保险等领域，智能合约都可以发挥重要作用。这里，我们选择具有代表性的医疗保险索赔应用进行描述。

在医疗保险领域，患者、医疗机构、保险服务提供商之间组成了一个三角关系。在每一个交互中，都存在效率低下和服务复杂等问题。

对保险服务提供商来说，近年来保险成本特别是管理成本高企。保险商的很大精力花在了合同的签订和管理、数据库的维护、款项的支付和收取、索赔检查、资料审定等方面上。一个数据显示，2018年美国账单和保险相关（BIR）活动成本将达到3150亿美元，比2007年增长100%以上。

对患者而言，大多数患者及其家属在面对医疗账单和保险报销流程时，内心充满了对未知的恐惧。保险报销的复杂性使其流程变得冗长，患者也有很多疑问难以得到解决，如是否可以报销？如何报销？什么时候报销？

对医疗机构来说，每年也有相当长的时间花费在保险报销过程中，包括整理病历资料，应对保险服务提供商和政府审计等。

索赔支付和裁决是一个非常复杂的过程，涉及大量的管理费用和人工流程，以验证所有利益相关者是否符合和遵守了合同中的商定条件。绝大多数索赔并不复杂，可以在一个完全自动化的过程中用相对简单的逻辑进行处理。利用区块链的智能合约技术，实现保险索赔流程的完全自动化是可行的。

在这类区块链项目中，运行着两种类型的数据：一是医疗健康记录，二是保险合同。因为医疗健康记录数据极为敏感，对安全性要求很高，区块链技术的应用又极不成熟，所以将区块链技术应用于医疗健康记录上的难度还很大，我们可以采用接口的方式将两者结合起来。

例如，将区块链和快速医疗互操作性资源（FHIR）的应用程序编程接口（API）相连接，将数据输出限制为只有智能合同执行所需的数据。与每个索赔相关联的临床护理细节可以作为参考地址存储在区块链中，但由符合 FHIR 的 API 提供。在区块链中存储临床信息的 URL 链接，而不是实际的临床医疗数据，从而最大限度地减少节点共享的敏感数据，同时仍然实现了互操作性，并发挥了区块链的优势。

从对智能合约这个词的理解上来看，保险合同的智能执行是最容易理解的应用，但其实几乎所有的区块链应用都会用到智能合约。这里的智能合约并不仅仅局限于合同的执行，而是满足某种条件后的自动执行。

比如，智能合约可以解决医疗数据的流动问题。在智能合约的保护下，医疗数据被输出到其他医院，由医生身份的用户进行一次性阅读，阅完便被销毁。它不仅可以免除医院对数据安全的担忧，也可以对慢性病用户上传的持续医疗数据进行监控，一旦指标超出标准，就提醒医生和患者双方注意，并完成自动挂号等行为。

智能合约的想象空间是非常大的，这也是区块链技术能颠覆我们现有行业的主要原因。智能合约技术虽然在实现自动化、高效率和低成本方面的潜力巨大，但仍存在着一定的不足。比如，公开的代码在部分行业中还不太适用，智能合约需要在后续的发展中，逐步进行功能上的完善。

2.5 区块链的共识机制与黑科技

2.5.1 区块链的共识机制

区块链技术要想形成一个无法被破解、不可篡改的数据记录，而且是去中心化的系统，就需要建立一种共识机制让全网尽快达成共识。共识机制能保证最新的区块被正确地添加到链上，保证每笔交易记录在全网节点上的一致性，而且可以抵御恶意的攻击。

目前，区块链中的主流共识机制包括工作量证明机制（PoW）、权益证明机制（PoS）、股份授权证明机制（DPoS）、实用拜占庭容错算法（PBFT）等。

PoW：工作量证明机制

比特币网络的挖矿行为，就是基于共识机制中的 PoW 工作量证明机制实现的。通俗来讲就是，谁干的活越多，谁就越可能获得奖励。PoW 通过评估工作量来决定相关人员获得记账权的概率。

要得到合理的区块哈希值需要经过大量的计算，计算时间取决于机器的哈希运算速度。这种依赖机器进行数学运算来获取记账权的共识机制，相比其他共识机制，其资源消耗高、可监管性弱，同时每次达成共识需要全网共同参与运算，性能效率比较低。

PoS：权益证明机制

PoS 通过评估节点持有数字资产的数量和时长来决定记账权，类似于股票分红制度或者银行利息制度。只有持有股权相对较多的人，才能够获得更多的分红。与 PoW 机制相比，PoS 不会造成过多的电力浪费，因为其不需要靠比拼算力挖矿。

DPoS：股份授权证明机制

DPoS 算法中使用见证人机制（Witness）解决去中心化问题。其共有 N 个见证人对区块进行签名，而这些见证人由使用区块链网络的主体投票产生。由于使用了去中心化的投票机制，DPoS 相比其他的系统更加民主化。

PBFT：实用拜占庭容错算法

实用拜占庭容错算法也是一种共识算法，是一种少数服从多数的算法。该算法由米格尔·卡斯特罗（Miguel Castro）和芭芭拉·利斯科夫 (Barbara Liskov) 在 1999 年提出，解决了原始拜占庭容错算法效率不高的问题。

2.5.2　区块链的黑科技：星际文件系统

在区块链技术里，IPFS（InterPlanetary File System，缩写 IPFS）是一种较为独特的技术，翻译过来是"星际文件系统"。来得早不如来得巧，IPFS 技术，恰好能帮助医疗大数据解决去中心化存储的问题。

AI 企业如果想构建一个面向全球的协作网络，需要在云存储上面付出高额的成本。但如果利用 IPFS 技术，就可以用低成本的方式建立这样的网络。从本质上看，IPFS 能提升 AI 的生产力。总结起来就是两点：提升存储效率，降低存储成本。

分布式存储相比 HTTP 集中方式更加有优势。使用 HTTP 协议从一台计算机服务器上用户一次只能下载一个文件，而无法同时从多台计算机中获取文件。如果采用 IPFS 的 P2P 传输方式，可以节省 60％ 的带宽成本。经过实际测试，用 IPFS 搭建的联盟链存储架构，上传 500M 的文件大约不到 10 秒钟。

IPFS 的网络上运行着一条区块链，用来存储互联网文件的哈希值表。每次有网络访问，便要在链上查询该内容（文件）的地址。

IPFS 设想的是让所有的网络终端节点不仅仅只充当浏览程序或用户的角色，而是人人都可以作为网络的运营者，人人都是存储节点。IPFS 结合了 CDN 和 BitTorrent 的融合技术，可以从就近多个节点中获取数据。

每个节点上的 DHT（分布式哈希表）存储了文件的分割信息和哈希值及地址信息等。但这并非 IPFS 所独创，使用过电骡的人，应该都对 DHT（分布式哈希表）有所耳闻。

DHT 具有以下性质：

离散性（Autonomy and decentralization）：构成系统的节点之间都是对等的，没有中央控制机制进行协调；

伸缩性（Scalability）：不论系统有多少节点，都要求高效工作；

容错性（Fault tolerance）：不断有节点加入和离开，但不会影响整个系统的工作。

借助以上的特性，开发者利用 IPFS 可以构建一个 AI 公司和医疗机构之间的分布式对等网络。上传的文件信息，被"切碎"后分发到 IPFS 存储节点上，存储网络并没有一个中心的概念，每个使用者（经过授权）都可以随时下载文件。并且和 BitTorrent 下载类似，节点数量越多，下载速度越快。

不仅如此，IPFS 还开发了一个 Filecoin 的激励模型。Filecoin 可以被理解成一种云存储的代币，使用方可以支付代币给共享空间的提供者。基于这样的激励网络，IPFS 可以将有价值的信息不可篡改地永久保存下去，而不会因为一家公司关闭服务而删除用户数据。

AI 创业公司为了实现利益的最大化，必须要用去中心化的理念去吸引更多的客户。哈佛大学的遗传学专家乔治·丘奇（George Church）创办的初创公司 Nebula Genomics 就是这样一家公司。

在乔治·丘奇看来，基因测序的交易主导者将是客户个体，而非测序公司。用户可通过交易获取 Nebula token 代币，购买测序相关服务。把数据交易权让给客户，看似企业丧失了"主导权"，但却带来了良性的生意循环。患者在得知自己隐私被保护的情况下，会更加积极地参与基因测序 AI 分析服务。交易主体的变化并未降低 AI 公司的竞争力，在向外赢得合作伙伴方面，将会更加有说服力。

在基因测序或者相关 AI 领域，如果有保险公司的参与，将为盈利带来希望。美国最大的医疗保险公司——联合健康（United Health）也正在开展类似行动。按照 AI 效果付费，将是保险公司买单的动力。因为区块链的不可篡改和溯源性，可以帮助用户追踪 AI 的疗效，并且按照诊断治疗的效果进行效益分析。

2018 年，区块链已经不再是大打嘴仗的时代，而是落地应用的元年。特别是大文件数据上链，于 IPFS 无疑是一个很好的选择。

用区块链技术的方式降低成本，只是其价值的一小部分体现。更加关键的一点在于，它驱动了客户和买单方，通过"去中心化"构建了一个生态系统，让客户和合作伙伴更加积极地贡献数据并得到支持。

借助于新一代的区块链技术，如 IPFS、EOS 及 IOTA 等，可以构建一个"去信任化""自激励"的医疗网络。在这样一个新的生产关系网络中，任何一个个体都能开启自己的宏伟事业，极大地降低交易成本。

区块链不仅仅驱动的是 AI，它还能将医疗信息孤岛逐渐抹平。重建生产关系和信任关系来降低医疗成本并提升效率，是区块链对于这个时代医疗行业最大的贡献。

2.6 区块链＋医疗：区块链 3.0 时代的野蛮生长

区块链＋医疗的发展前景广阔

区块链最早在金融领域得到了应用，而最近人们的兴趣开始转向了非金融领域如医疗健康、媒体、物联网、IT 基础设施。在所有这些方向中，要想引入区块链技术，都需要将行业基础设施进行升级来保证数据的完整性和独立性。

看病难、看病贵、信息化程度低，几乎成了医疗从业者的共识。患者个人信息泄露、病历数据泄露、病历数据错乱、跨区跨院转诊困难和数据临床业务脱节等现象，成为医疗领域的主要痛点。缺乏标准、严谨、完整的电子健康记录（EHR）是产生这些问题的主要原因。这造成了整个医疗体系中医务人员和行政人员的效率低下。

由于以上种种问题，医疗从业人员一直期望能有一种革命性技术的出现。区块链技术的出现和发展，给医疗行业带来了新的发展机遇。

区块链技术在医疗信息化领域的应用优势十分显著，其去中心化的分布式结构可节省大量的中介成本；不可篡改的时间戳特性可解决数据追踪与信息防伪问题；安全的信任机制可解决现今医疗信息化技术的安全认证缺陷问题；灵活的可编程特性可帮助医院建立拓展应用。

在实际应用中，区块链技术能够协助建立具备标准化且完整透明的医疗信息基础设施，不仅符合规定要求而且便于追溯；其分布式记账与储存功能，可以提升医疗机构高容错及纠错的能力；此外，区块链还能提供可定制的智能合约，为具有开发能力的医疗机构和医药服务商提供没有负担的进化模型，实现病历流转和处方验真。

区块链的参与者

首先，区块链的最顶层监管机构为政府部门，政府为整个区块链的发展方向提供指引，并制定行业标准。除此之外，地方政府对区块链产业的资金和政策扶持，于企业而言也十分重要。

其次，科研机构和高校是区块链产业链中的重要组成部分，它们不仅能够为产业源源不断地输送人才，而且相关专家在理论层面的研究（包括法律、底层技术等），也为区块链的发展提供了大量的技术储备。

再次，企业是促进区块链应用和发展的中坚力量，主要分为两类，一类是平台型企业，如阿里巴巴、腾讯，它们会建设一系列生态平台，进行一些底层技术的研发，提供技术架构的支持；另外一类是业务型企业，它们更多地聚焦在一些业务场景上做垂直的深耕。

最后则是协会、社区和开发者。一些开源社区和协会主要承担串联产业链的角色，让各方形成合力，更好地推动产业的发展；开发者则主要致力于推进技术落地，完善产品研发。

第三章

遍地开花：区块链 + 医疗的应用

3.1 区块链 + 医疗的应用领域

在分析了区块链的发展历史和技术原理，论述了区块链在医疗领域应用的技术原理后，笔者对医疗领域相关企业的区块链应用方式和生态模式进行了研究，总结出了八个主要的区块链和医疗结合的具体领域。

1. 医疗健康数据

医疗健康数据分为两种，一种是医疗体系中的电子病历、疾病数据，一种是通过智能设备收集的健康数据。两种数据在保密性和使用方式上有一定的区别，对应的区块链落地模式也有所不同。

传统的病历相当于账本，掌握在各个医院手上。每个医院或卫生系统都拥有自己的中心机构，记录、保存和传输健康数据。传统的中心式存储设施是保存和处理这些数据的最佳办法。虽然它有许多优点，但也有缺点。

传统的中心式架构在一定程度上导致了当今医疗保健领域出现的信息孤岛现象。只有在区块链的帮助下，这个信息孤岛才有可能被打破。过去，患者没有办法获得自己的医疗记录和就医情况等数据，这对患者就医造成很大的困难，医生无法详尽了解患者的病史记录。

现在，我们可以用区块链技术来保存病历及检查数据，形成个人医疗记录的历史数据库。区块链应用允许患者掌握自己的信息。医生判断、影像、心电图、睡眠模式、血糖等检测数据都能够被记录到区块链上。对于个人来说，看病也好，做健康规划也好，都有历史数据可以使用，这个数据掌握在自己手里而不是某个医院或第三方机构手里。当然，使用区块链技术完成医疗健康数据的存储和记录，也会遇到很多问题。首先是数据的膨胀问题。医疗数据量非常庞大，如果完全发布在链上，会造成数据包过大的问题。其次，医疗数据有隐私和保密的需求，需要用其他的方式对数据进行加密和保护。

针对这两个问题，目前大多数项目的解决方案是采用两套数据体系。一套是原始医疗数据，放在内网数据库中，一套是区块链的分布式数据库，将区块链和快速医疗互操作性资源（FHIR）的 API 接口相连接，将数据输出限制为智能合同执行所需的摘要信息、事件索引。

举个例子，如果医疗数据更新后，需要引发智能合同执行保险索赔，那么可以将与每个索赔相关联的临床护理细节作为参考地址存储在区块链中，由符合 FHIR 的 API 提供。在区块链中存储临床信息的 URL 链接，而不是实际的临床医疗数据。只有通过这个地址，被授权的用户才能访问到最终的原始数据库，从而最大限度地减少了节点共享的敏感数据，同时仍然实现了互操作性，并发挥了区块链的优势。

在健康数据领域，随着生活水平的提高和慢性病患者的增加，用户对健康管理的需求更加强烈。通过良好的健康管理，可以实现疾病的提前预防。而健康管理的过程是在院外环境中实现的，数据的收集、生命体征的监测需要依靠各种智能硬件。

健康管理在居家、办公环境中进行，通过收集用户的可穿戴设备或其他家用检测设备的监测数据，对用户进行健康状况评估和行为指导。个人健康数据的隐私性和中心化程度没有医疗数据高，所以比较容易上链存储。

在该应用场景下，智能合约将被用于医疗健康状态识别，如遇紧急情况，还能触发潜在紧急健康状况警报，并将适当的信息传递给临床医生和家庭成员。该智能合约还可以利用健康预防资源创建一个本地可访问的健康社区项目。项目将会给参与者带来诸多好处，如组织对个人或团体健康有利的活动；制定个性化的预防性医疗护理计划；管理急性和慢性病的护理计划；提供针对老年人的监测方案；处理紧急事项，完善急救护理等。

记录医疗数据

由于病人的个人信息往往在就医网点记录，无法实现在整个医疗体系中的共享，这在无形中给患者就医、医生诊断设置了巨大的障碍。而去中心化的区块链数据库，能够实现多网络节点的联动，实现数据的安全保护。可共享、安全的电子健康记录（EHR）的价值是显而易见的。据 Premier 医疗保健联盟在 2017 年的一项研究称，仅在美国范围内，跨组织数据共享在五年内便可为各大医院节省 930 亿美元。

爱沙尼亚被认为是在政府管理和公民服务方面，对区块链投入和应用力度最大的国家。在该国，所有医疗健康记录都采用在线存储方式。即便如此，区块链技术依旧未能在该国得到全面普及。

2016 年，爱沙尼亚宣布启动基于区块链的医疗记录安全项目，旨在为个人和机构提供医疗记录的实时可视性。专家们警告称，隐私性、安全性和监管障碍十分巨大，即使在爱沙尼亚这个全体公民拥有唯一 ID 的国家，开展基于区块链的医疗记录项目仍需要花费大量时间。

医疗设备数据

如果医疗记录是变革的核心，那么来自医疗设备的数据可能就是下一个需要解决的难题。

在医疗保健业中，仅 10% 的数据包含临床因素，而 60% 的数据都包含外部因素或临床环境之外的因素。例如，营养状况和家庭监测情况。

虽然可穿戴设备为跟踪个人健康状况而收集的大量数据不断传输至云端和智能手机中，但却很少传递到医生手里。大多数"患者生成的健康数据"

（PGHD）都无处可寻，有时甚至患者都无法获取这些数据。通常，这些由家用设备生成并传输给医生的数据也并未得到存储。

在将设备数据从边缘移至中心之前，人们需要清除大量的障碍。与医疗记录一样，相关人员要想利用和信赖这些数据，就需要进行完善、统一的身份管理，包括设备身份管理。

与美国一样，欧洲的法规也要求设立唯一的设备识别系统。在数据不太精准的情况下，在计算步骤或设备的故障次数时，组织就需要建立新协议和新算法，以将良好数据与不良数据隔离开来。

临床试验记录数据

尽管美国的法规条例强制要求开放临床试验方案以及在试验中捕获的数据，但是人们仍然难以获取和分析这些信息。最近，医疗行业的信任危机已经成为不争的事实。当然，如果临床试验出现错误或受到阻碍，那么患者治疗效果就会大打折扣，在这种情况下，后果将由所有参与方共同承担。

部署可以捕获临床试验所有历史记录的区块链，将有助于恢复人们对科学的信任。与此同时，区块链可以实时记录试验方案，验证其真实性，而且不会在发布试验方案之前将其泄露给竞争对手。

在梅奥诊所，医生们已经开始使用认知分析来探究临床试验，以提供个性化的治疗方案。可互操作的区块链上的临床试验记录将会增加可用的可信数据的数量。

医疗数据共享、保护

相比于药物，对于整体的医疗体系来说，一个很严重的问题是个人医疗信息无法在整个体系之中实现无障碍的流通，而与其平行的问题则包括个人健康数据的安全隐患与泄露问题。医疗信息与健康数据的内涵是极其广泛的，常见的主要类型有个人电子病历和个人基因信息；而常见的主要问题包括电子病历无法在大范围内共享、个人健康情况的泄露与隐私保护问题。

在中心化的数据库中，大量医疗信息集中存储，这给黑客攻击带来了便利。在国外，美国医疗公司 Anthem 曾经泄露了 8 000 个病人和雇员的记录，而另一家美国公司 UCLA Health 也曾泄露了 450 万个病人的数据。而去中心化的区块链数据库，却能够实现多网络节点的联动，实现数据的安全保护。

专注于为医疗健康行业提供区块链技术解决方案的 GemHealth 就曾指出：区块链技术能够使数据进行安全有效的交换，这使得医院、保险公司和实验室能够实时无缝连接在一起共享信息，而无须担心数据泄露和篡改。GemHealth 作为解决方案提供商，利用公钥 / 私钥解决个人 ID 问题，提供了 GemIdentity、GemLogic、GemData、GemNetwork 四款产品，构建区块链生态系统。

提供类似服务的公司还有 Factom、Tierion&Philips 以及 BitHealth 等，值得提及的是，BitHealth 运用区块链技术，不仅提供数据共享与保密服务，还能够依靠去中心化的数据库实现数据在每个节点的恢复，确保数据的完整性。

2. 基因组数据

基因组数据是医疗领域另一个数据量极其庞大的领域，目前存储于第三方机构。基因组数据对个人疾病预防、遗传病诊断和健康状况监测都有很好的指导作用，相当有价值。通过区块链技术管理用户基因数据，可以为人们管理自己的基因组数据提供便利。

用户拥有他们的基因组数据访问权，以及分享或出售这些数据的权利。制药企业、医院、研究机构在用户授权的情况下，可以从区块链上获取用户的基因组数据，而用户可以获得预防疾病、身体健康状况、个性化指导用药和健康生活方式等信息指导。

3. 医疗保险

正如前文所言，在医疗保险领域，患者、医疗机构、保险服务提供商之间组成了一个三角关系。在三者的每一次交互中，都存在效率低下和服务复杂等问题。索赔支付和裁决是一个非常复杂的过程，涉及大量的管理费用和人工流程，以验证所有利益相关者是否符合和遵守了合同中的商定条件。目前小额医疗保险理赔通常是投保人先向医院支付医疗费用，然后再从医院获得相关费用文件。之后投保人用这些文件向保险公司理赔，获得理赔金。人们建立这个耗时的系统的原因是担心数据泄露，然而这也导致了保险公司无法立即获得医疗数据。不可篡改的区块链平台可以提供更好的、更安全的数据服务。

区块链技术把有关数据记录分布式存储在区块链上，实现了"保险数据保全，数据不可篡改，避免合同争议"等目的。因为医院医疗费用支付详情和保险合同都是自动验证的，所以赔款的支付也是如此。即使投保人没有要求支付赔款，该流程也会自动进行。

保险公司和医院之间搭建的区块链平台将提高该流程的效率，降低支付耗时。医院可以通过与保险公司共享的账本核对投保人保险信息。保险公司接收到医院自动发送的相关文件后，自动向投保人支付赔偿。整个保险领域都天然适合使用区块链技术，医疗保险则是其中应用场景最多、最丰富、最复杂的保险类别。

尽管中国的保险业已经有上百年的历史，但直到 1980 年，正规的保险体系才真正出现，整个行业的重大腾飞也就发生在过去十几年间。现在，中国已是全球第三大保险市场，而随着数字技术的降临，中国保险业正向一个全新的方向进发。

数字化保险服务是传统保险实践和新型科技的结合，它结合了数字分销、大数据、区块链技术，并在过去五年间高速发展。利用这些技术，保险业迅速发展，持续推出满足各类需求的保险项目。据中国保险业协会的数据，中国 2015 年上半年的数字保险市场规模达到 816 亿元，同比增长260%。预计到 2020 年，数字保险市场将占据所有保险市场份额的 24%，规模将达到 9120 亿元。

4. 医务人员身份认证

在全球范围内，世界正面临着合格医疗从业人员短缺的情况。一般情况下，医务工作者的身份是一个复杂的数据点组合，它包括了医学教育背景、国家认证的医疗人员从业证书等多个信息。

医务人员的身份和证书的可靠性是确保患者安全和高质量护理的首要因素。但是对医务人员身份和证书的验证牵涉到太多利益相关者，费时又费钱，会给本就已经不堪重负的医疗系统带来成本压力。

ShoCard 提供的服务是将实体身份证件数据指纹保存在区块链上。用户用手机扫描自己的身份证件，ShoCard 应用会把证件信息加密后保存在本地，把数据指纹保存到区块链上。区块链上的数据指纹受一个私钥控制，只有持有私钥的用户才有权修改，ShoCard 亦无权修改。同时，为了防范用户盗用他人身份证件扫描上传，ShoCard 还允许银行等机构对用户的身份进行背书，确保真实性。

5. 药品防伪

对于广大患者来说，药品就是日常生活中如食物一般重要的物品，对慢性病患者来说，更是如此。药品的质量是否能够得到保证，真伪是否能够鉴别，对他们来说十分重要。但药品从生产制作到分销商再到各大医疗机构最后到患者手上这一过程，流通环节过多，如何把控其真伪和质量成为首要问题。

根据美国商务部的估算，全球假药市场规模估计在 75 亿美元至 2 000 亿美元之间，这种非法行为导致全球每年超过 10 万人死亡。2016 年欧盟知识产权局报告估计，假药每年给欧盟制药部门造成约 102 亿欧元的损失，同时对整个制药部门造成了 37 700 个就业岗位的直接损失。

现有的解决方案是通过二维码、RFID 或者短信来跟踪药品的物流信息和检验真伪，但这些方法并没有真正防止假药进入物流链条。由于药品生产的特殊性，我们可以先将区块链技术应用在药品的生产和销售环节，把药品的追溯认证纳入市场监管。消费者在购买药品的时候通过个人数据的分享上传将购买过程透明化，与区块链相互对照来确保药品的合法性，同时满足监管需求。

与编码防伪技术类似，运用区块链技术防伪的药品在其包装盒表面内嵌了一个特别的验证标签，应用区块链记录不可篡改、共享安全可靠的属性，可以有效确保药物的合法性和真实性。

利用区块链技术可以记录药品的所有物流信息、渠道流通情况，并且这些记录信息是不能被篡改的，这便可以堵住供应链的漏洞，解决长期以来让各方都备受困扰的假药问题。另外，如果货物运输中断或丢失，存储在账本中的数据也为各方提供了一种快速的方式进行追踪，并帮助确定谁最后处理了货物。

区块链在药品防伪方面，不仅体现在真伪验证和正品保证这一较为浅显的层面上，它的特性还使其可以实现对药物的产品追踪，甚至是提供全球药物商品解决方案。药品被制造出后，通过登记，公司能够对药物流通的全部供应链环节实现实时监督，提出完整的药物质量监察解决方案。

6. 医疗供应链金融

在供应链金融领域，区块链有其用武之地，而医疗供应链也在"区块链＋"时代获得了新的发展。对于医院而言，最主要的支出就是采购，包括采购医疗设备和药品。围绕着这两种产品，产生了两种不同类型的金融模式即融资租赁和供应链金融。供应链金融主要是围绕药品流通环节产生的。

区块链在应收账款可信交易与管理、交易的全程追溯、跨机构的互通互利等方面有很大的应用空间。同时，其落地场景也可以在设备融资租赁、供应链保理、药品溯源等方面展开。

7. 临床试验

2016年的一篇文章报道说，一家制药公司花了10多年和26亿美元才让一款药物上市。可见，药物研发所需的成本、精力和时间巨大且很难估量。这些成本中的大部分是由于过度复杂的多机构行政管理和临床试验管理问题所造成的。利用区块链技术可以管理来源于多个试验场所、多个试验患者的试验结果数据，降低多中心试验时的试验成本。

8. 手术记录

手术过程的病历记录非常重要，但在一些医疗事故中，可能会出现手术记录被篡改的现象，包括在一些民事领域也时常出现医疗事故举证定责难的情况。而区块链技术则可以记录下完整的手术过程，其不可修改的属性可以帮助医疗机构在出现医疗事故之后，通过记录来认定具体责任人。

3.2　区块链落地存在的问题

区块链技术在医疗领域有巨大的应用价值，不过我们必须明白，决定木桶能装多少水取决于它最短的木板有多长。所以，区块链技术发展受制约的因素在于其发展中出现的一些问题。这些问题值得所有技术人员、医疗从业人员的关注。

区块链体积过大

随着区块链的发展，节点存储的区块链数据体积会越来越大，其存储和计算的负担越来越重，这会给区块链核心客户端的运行带来很大的困难。虽然轻量级节点可部分解决此问题，但适用于更大规模的工业级解决方案仍有待研发。

交易效率低下

与所有技术一样，区块链也有局限性，其应用并适合现实生活中的所有场景。比如，区块链的应用效率较低。比特币的一次交易需要六次确认，每次确认要十分钟左右，全网确认需要一小时左右才能完成。这样的效率就不适合高性能（毫秒）的金融交易事务，比如股票交易。

随着区块链技术的发展，我们可以通过一定的方法解决效率问题。比如，联盟链和私有链，通过减少节点以及优化算法，可以在很大程度上改善区块链的交易性能。同时，在类似 DPoS 或 PBFT 的共识机制下，区块链上的交易确认很迅速，交易吞吐量也能满足预期的交易规模，以及绝大多数的业务需求。

隐私保护

在区块链公有链中，每一个参与者都能够获得完整的数据备份，所有交易数据都是公开和透明的。这是区块链的一个优点，但也是缺点。比特币对隐私保护的解决思路是，通过隔断交易地址和地址持有人真实身份的关联，来达到匿名的效果，但是交易本身是公开的。所有人都可以在比特币系统中访问交易信息，而这在医疗、金融等行业中是不被允许的。

在联盟链中，除了对算法做处理外，还有其他一些特别的隐私数据保护方法。比如 Enigma 系统将数据分解成碎片，然后使用一些巧妙的数学方法对这些数据进行掩盖。需要我们注意的是，隐私处理会影响一定的交易性能，两者需要平衡。

监管

去中心化是区块链的优点之一，但是淡化了政府监管之后，区块链可能会对国家已有体系造成冲击，对政府、监管者来说这是无法接受的。部分区块链在设计时就引入了监管角色，可以对交易进行审计和监管。

随着区块链技术的发展，许多最初的缺点都在逐步消除。我们可以用区块链技术来解决许多行业中遇到的挑战，包括安全性、效率、互操作性和隐私（尤其是电子病历数据）等方面的基本问题。

3.3 区块链＋医疗的应用案例

医疗作为区块链的潜在应用领域，同样也难以"幸免"地成了人们大谈特谈的"重灾区"。但无论身处体制外的人们如何畅想，也难以回答区块链能否真正在医疗领域落地的问题。

　　中国医科大学附一院信息中心主任邵尉说："到目前为止，在中国除了金融和保险行业，我并没有看到真正能在医疗行业落地的区块链模式。"

　　他认为，在医疗行业，唯技术论的人很多。从技术成熟度曲线（The Hype Cycle）来看，区块链正处于过高期望的峰值阶段（见图3-1），这一阶段的炒作是最为严重的。

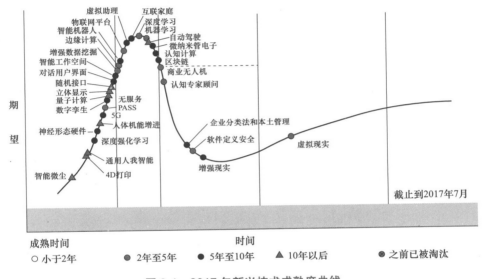

图3-1　2017年新兴技术成熟度曲线

　　区块链最根本的特征之一是去中心化。但从国家的管控来看，医院管理现阶段不允许出现去中心化，就好比医院必须得有院长、副院长、主任等角色。

　　完全去中心化与国家的管理相抵触。医院的管理模式同样如此，点对点的模式并不适合目前医疗机构的运作模式，中心化模式仍是主体。

　　区块链技术应用于医疗场景，对医疗业务的去中心化是一种促进。区块链技术在医疗领域的发展并未堵死，尽管中心化的应用场景依然占据主导地位。

1. 区块链的潜在应用场景一：居民健康卡

　　有媒体曾报道，美国的个人、公司、研究人员和政府每年花费数千亿美元购买和维护物联网。然而，这些设备所捕获的所有数据都被锁定在孤岛和围墙的花园中。

由于物联网是点对点通信，而且不同的物联网技术之间存在藩篱，没有可信交易，因此彼此需要信任机制的保证。区块链技术的出现，有望解决物联网技术方面存在的问题。

2016年，在《医疗健康物联网白皮书（2016）》的评审研讨会上，业内人士和一些互联网技术专家经过讨论，一致认为未来区块链和医疗物联网进行深度结合或许是一件可行的事情。

居民健康卡是国家卫生信息化"3521工程"框架提出的基于电子健康档案、电子病历和三级信息平台，实现医疗卫生服务跨系统、跨机构、跨地域互联互通和信息共享所必须依赖的个人信息基础载体，是计算机可识别的CPU卡。居民健康卡将集社保卡、新农合一卡通、医疗机构就诊卡于一身，记录一个人从生到死的所有医疗信息。

一直以来，居民健康卡都是一种中心化的管理模式，它有着固定的发卡机构和加密机构。但在2017年，国家正式开始推行电子健康卡。2017年11月8日，国家卫生计生委统计信息中心（现国家卫生健康委统计信息中心）与招商银行在无锡正式签订"居民健康卡创新应用战略合作协议"，双方就居民健康卡电子化应用达成了合作共识。目前，国家卫生健康委已建成了功能完善的居民健康卡注册管理系统和密钥管理系统，实现与省级卡管系统的互联互通和数据共享，全国健康卡应用技术支撑体系已基本建立。

电子健康卡的实施，意味着患者在医院就诊时可直接出具电子卡号或二维码进行身份识别。患者通过电子健康卡即可在医院平台完成预约、就诊、缴费等就医流程，实现门诊就医一证通。

如果将来全国的医疗机构都在一个区块链上，那么便能利用该区块链完成电子健康卡的发放。在链上，每一位患者都拥有一个独特的ID，可以在全国任意一家医院进行诊疗记账。这样一来，不仅是跨省看病，异地就医结算的问题也能得到完美的解决。

2. 区块链的潜在应用场景二：医院成本控制

现阶段公立医院的运营成本普遍较高。不少科室的床位长期满负荷运行，而部分科室的床位却时有空位。对此，不少医院探索起了虚拟化床位。其宗旨是不以病区为单元，而是以患者为中心，所有的床位和医护人员都不做科室限定，完全去中心化。

比如，在某医院某一时段，内分泌科的床位有空位，而神经内科已经满员，那么神经内科的患者可以被调配至内分泌科的床位。相应地，医生、护士在医院内部同样是流动的，他们不需要工作中心，随患者移动而移动，这就有利于资源的优化配置。

但这意味着，医院的数据开放程度一定要足够充分。无论患者在哪个物理位置，出现任何问题，医护人员都会及时地收到信息提醒和预警。医生能够随时了解患者的病情，从而进行干预。

3. 区块链的潜在应用场景三：医联体和医生集团

"在医疗体系管理下的临床、学科或是医生团体，是一种是相对中心化的合作模式。区块链的技术将来可能会成为新的医疗模式的一种支撑工具。"复旦大学附属华山医院信息中心主任黄虹说。

她认为，对个体价值（品牌、收入）有所追求的医疗集团和医生个体，有望成为突破中心化困局的生力军。他们可以通过建立一些团体联盟，打破医院的围墙，让区块链等技术在新的体系里产生价值。

"这是一种跨时间和空间的合作，让不同城市、不同专科的医生聚集在一起，形成一个团队。这时，区块链的共识机制、分布式账本以及智能合约等技术，便能发挥其作用。"黄虹表示。

2017 年 4 月，由于互联网医疗信息安全课题的需要，武汉市中心医院信息中心主任左秀然开始研究能否将新技术运用在医疗领域。从国产密码算法到区块链，都在她的研究范围内。

"在现有的互联网医疗环境下，患者的隐私信息，以及跨医疗机构的电子健康档案数据的共享存在较大的安全风险。现在讲究电子健康档案的开放共享，但是实际上电子健康档案并没有被利用起来，原因就在于共享的安全问题，无论医疗机构还是地方卫生管理部门，都很难有信心去开放数据。"左秀然表示。

打造区域信息平台的具体做法是：通过中心式管理，将居民的健康档案搜集到一起，存储在数据中心。这种模式的缺陷在于，一旦出现安全问题，便可能造成大规模的隐私泄露。

如果采用区块链技术解决居民数据的存储问题，就可以把各个医疗机构当作区块链中的一点，用区块链技术将医疗机构串联起来。对区块链上的所有数据的操作，都用国密算法进行加密，即使某一个链上的数据出现了泄露，其中的信息也无法被破解。

"我认为在互联网环境下，区块链在大规模区域医疗信息应用方面能起到比较好的作用。特别是对于医联体、医疗集团这种跨区域共享的组织，区块链的应用前景会比单体医院的场景更广泛。"左秀然表示。

通常情况下，这种集团化医疗组织的数据中心，会将相关的共享数据收集起来，然后利用授权机制进行开放。从本质上看，这仍然是一种中心化的管理模式。有中心，就有大规模泄露的风险。如果通过区块链去中心化，对数据进行非对称加密，利用分布式账本进行数据的存储和部署，便有望保证共享数据的安全。

3.3.1 企业案例 MedRec：区块链上的电子病历

数据的获取是限制现代医疗发展的一个大问题，高昂的数据成本和患者对于隐私的重视极大地提高了获取相关资料的成本和难度，而大数据是保持新兴技术蓬勃发展的关键一环，矛盾由此产生。

今天，我们比以往更容易获得关于健康的信息。Fitbit 和 AppleWatch 为我们提供实时的健康监测，23andMe 让我们在家就能做基因检测，还有更多的新服务可以实时访问和存储丰富的个人医疗信息。

然而，医疗信息中最基本和最传统的信息（通常由医生所记录）仍然由医院统一管理，患者的访问权限非常有限，更不可能亲自更新自己的医疗记录。与此同时，近年来越来越多的医院遭受到黑客攻击和数据勒索袭击，患者的医疗记录比以往任何时候都更加不安全。

MedRec⊖ 团队认为，多年的监管遏制了医疗数据管理领域的技术发展，同时一系列不兼容的后端系统和零散的数据痕迹限制了患者参与病史的能力。创新的关键在于如何从细节方面切入，通过个性化的服务和医疗数据，科学地推动患者参与其医疗保健。

因此，该团队采用新颖的区块链智能合约为跨医疗机构的医疗保健数据创建分散的内容管理系统，以满足患者和医学研究人员的需求。

MedRec 系统可以为用户提供一个新颖的、分散的记录管理系统，使用区块链来保存和管理电子病历。所有储存在这个系统的日志具有全面且不可更改的特点：

（1）用户能够通过系统轻易访问自己的信息；

（2）利用独特的区块链属性，以及内含的认证系统、保密系统和问责系统，能够在处理敏感信息时为用户提供强大的保密支持；

（3）模块化的系统设计使其可以很好地与本地数据库相集成，从而实现互操作性，整个系统运行将更为合理与便利。

MedRec 系统的智能合约结构

该系统中存在挂号员合约（RC）、医患关系合约（PPR）、总结合约（SC）三个智能合约。

挂号员合约将患者的身份字符串放到区块链的地址上，相当于公共密钥。

⊖　MedRec：麻省理工学院（MIT）研究人员阿里尔·埃克布劳、阿萨法·阿扎利亚和蒂亚戈·维埃拉以及资深科学家安德鲁·李普曼正在开发一个名为 MedRec 的系统，用于管理使用以太坊区块链的医疗记录。

医患关系合约定义了一系列数据指针和关联的访问权限，用于识别由医护人员持有的记录。每个指针由一个查询字符串组成，当其在医生的数据库上执行时，将返回一个患者数据的子集。在整个系统中，该合约起到在区块链中发布新的合约信息的作用，即医生节点向区块链提交一份记录上传申请。

总结合约用于患者访问数据库查找他们的病历历史。它包含一个对医患关系合约的参考列表，表示所有参与者之前和当前与系统中其他节点的交互。当患者通过其节点访问数据库时，需要先向医生节点提供申请，医生节点中的数据库看门人（Database Gatekeeper）会审核申请的合法性，再通过总结合约对数据地址进行定位访问。

这是一个医生通过 MedRec 医生端 App 添加新记录的例子。记录信息存储在医生现有的数据库系统中，并且通过 MedRec 以太坊客户端和后端API 库将对数据的哈希引用（具有适当的查看权限）发布到区块链中。

在数据库看门人检查区块链以确认其访问和所有权后，病人可以从提供者的数据库检索并下载这些数据。

MedRec 智能合约结构可作为"医疗目录和资源定位"的一个模型，使用公钥加密，并具有来源和数据完整性的关键属性。这种区块链目录模型通过对智能合约进行有状态更新，具有"在其整个生命周期内大幅增长和变化，增加新参与者和改变组织关系"的能力。

别出心裁的运营模式——挖矿

MedRec 项目还有一个重要特征，它让医学研究团体在协议中发挥了不可或缺的作用。MedRec 鼓励医疗利益相关者（研究人员、公共卫生部门等）以区块链"矿工"的身份参与网络，让他们保护和维持私人以太坊网络上的身份验证日志。同时，他们可以获取匿名的医疗数据，作为挖掘奖励。

因此，MedRec 促进了数据经济学的出现，通过大数据来赋予研究人员权利，同时让患者和医生可以有选择性地发布医疗元数据。

同熟悉的比特币一样，以太坊是一款能在区块链上实现智能合约、开源的底层系统。MedRec 要做的，即是在医疗领域建立一条公共链，引导患者拿自己的病例信息保存至区块链，建立一个去中心化的电子病历系统以供医学研究人员和医疗服务利益相关者研究，同时患者也可随时访问，成为自己的医生。

在公共链的建设过程中，一方面，医疗研究者和利益相关者充当矿工的角色，为患者在区块链上记录存储数据，同时获得自己所需要的数据作为回报，用于研究或交易。

另一方面，患者主动提供数据，不仅可以抵作一部分治疗费用，同时也在为自己打造一份全面的病历，为自己的决策提供更多信息。

MedRec 如何影响医疗数据管理

首先，最重要的一点是，MedRec 模式可以改变现有的医疗信息管理机制，跨越医生和医院，为患者提供他们所需的数据，以便他们在治疗中做出明智的决定。

MedRec 系统通过为患者提供长期可靠的信息记录和内置的数据共享功能，让个人可以访问电子健康信息，为信息做出贡献。

MedRec 上的患者记录将反映健康数据的许多方面，不仅是医生提供的数据，还有来自患者 Fitbit 手环、苹果 HealthKit 软件、23andMe 基因公司等的数据。患者可以建立一个完整的医疗数据记录，并授权他人查看，如提供第二意见的医生、家庭成员和护理人员。

MedRec 上的数据还可用于预测分析新兴技术，使患者能够了解自己的家族病史和过去的疾病治疗情况，以便为以后的医疗保健需求做更好的准备。

其次，通过采用像 MedRec 这样的开放式 API，可以将机器学习和数据分析层添加到医疗数据库中，以实现真正的"学习型医疗系统"。同时，MedRec 网络中数据库之间的互操作性，让数据访问更统一，方便发现更广泛的趋势。

再次，MedRec 的模块化可以支持一个额外的疾病监测和流行病学监测的分析层，如果病人反复填写和滥用处方药（如滥用麻醉剂），医生会发出警报。在这方面，MedRec 启用了面向服务的体系结构（SOA）。

最后，在 MedRec 的社区模式中，医学研究人员（以及医疗行业中潜在的其他受监管的利益相关者）可以获得全民范围的医疗数据，为实现精准医学和循证研究目标提供前所未有的机会。

这样一个系统将在以患者为中心的比较性临床实验中发挥作用，通过将特定临床队列中的患者与长期的病史联系起来，从而能够更好地了解在不同治疗组和时间段，患者的治疗结果。而且，与传统的研究试验相比，利用 MedRec 系统来做研究可以显著减少开销。

从根本上说，MedRec 项目致力于实现精准医学，以及在不需要创建一个集中的数据库的情况下，全面了解患者的医疗状况。毕竟在网络攻击和数据泄露的时代，集中存储的数据就像一颗定时炸弹。

因此，MedRec 利用分散的区块链体系结构实现本地独立存储。MedRec 正好符合美国国家医疗信息技术协调办公室（ONC）的目标，"支持开发互操作性标准和要求，解决隐私问题，实现跨系统的数据安全交换"。

更多安全，更多分享

医疗记录对于研究至关重要。美国国家医疗信息技术协调办公室（ONC）的报告强调，生物医学和生物医学公共卫生研究人员"需要能够分析来自多个来源的信息，以便识别公共卫生风险，开发新的解决方案，并使治疗更为有效"。通过观察数据流向，MedRec 团队注意到医疗机构和监管机构意欲分享更多的数据，从而更好地服务患者。

医疗数据的整合可能并不会在短期内引起翻天覆地的变化，这是一个缓慢堆积的过程，特别是将个人信息上传到没那么让人信任的互联网世界，患者可能对这种匿名的"公开行为"充满抵制情绪，宁可放弃治疗，也不愿意充分、诚实地参与信息披露。但是就像电影《看不见的客人》中律师对被告谈到的那样，"如果你不敞开心扉，那么没人可以帮你"，信息共享是大势所趋。

MedRec 系统就像一个天然的地窖群，你把自己的信息放进其中一个并自行管理，除非有人找到你的地窖，并偷取地窖的钥匙，否则它就是安全的。但 MedRec 自然也有天生的缺陷，使用区块链储存必然造成信息的多倍复制，这是为了自由而付出的不可避免的代价，没有如此多份的复制，如何保障安全？

"和所有新技术一样，陷阱总是和希望相伴而来。"从信息不对称角度来看，加入区块链就相当于为自己的身体状况制作了一个名片，当人们向保险公司购买保险或者被招聘公司要求提供病例档案时，没有参与区块链的人反而有充分的理由拒绝提供，而参与区块链的人拒绝提供病例档案，是否意味着他有不为人知的秘密呢？

即便是比特币也出现过监守自盗的行为，MedRec 并没有声称要解决单个提供者数据库的安全问题——这仍然必须由本地 IT 系统管理员来管理。我们没办法不对 MedRec 项目的安全性保持质疑，但质疑也是促进技术进步的动力，无远弗届，MedRec 能走得更远。

3.3.2 企业案例：Hashed Health 解决医疗行业六大核心问题

2018 年伊始，一场由美股引领的区块链热潮开始席卷全球。虽然区块链因数字货币的热潮而走入人们的视野，但是作为一项底层技术，其应用场景不仅仅局限于金融领域。

医疗行业被认为是区块链技术最有潜力的应用领域之一。随着全球医疗保健进入数字化时代，医疗数据安全和患者隐私保障变得越来越重要。区块链因其高冗余、无法篡改、低成本和能进行多签名复杂权限的管理能力，为医疗数据保管提供了最佳方案。

医疗行业可通过代码的开源和非开源结合联盟链、公有链、私有链的选择来保护病人隐私，同时生成基于区块链的电子病历、检验报告等，这对解决医疗纠纷是很好的方法。

医疗区块链解决方案领导者

Hashed Health 是一家专注于区块链和分布式账本技术的医疗创新企业，主要为区块链解决方案和区块链网络提供社区开发、咨询服务、监管指导、产品开发和技术支持等增值服务，以加速区块链技术和网络的设计、开发和应用。

Hashed Health 成立于 2016 年，总部位于美国田纳西州的首府纳什维尔，致力于利用区块链技术解决核心医疗业务问题。通过问题推动区块链设计，Hashed Health 可以更有效地以更低的成本推出新的行业级解决方案。

Hashed Health 的创始人兼 CEO 约翰·巴斯是国际公认的区块链和"分散式"医疗技术的代言人。他在医疗技术领域拥有超过 20 年的经验，在打造健康平台、患者参与、系统集成、供应链、临床表现和基于价值的支付等方面拥有非常专业的知识。

在加入 Hashed Health 之前，约翰是 InVivoLink 的 CEO。InVivoLink 是一家从事外科患者注册和护理管理的初创企业，于 2015 年被 HCA 公司收购。2016 年，约翰·巴斯创办了 Hashed Health，通过与公共和私营部门的客户合作，开发分布式和分散式解决方案，以解决医疗服务难题。公司名称就融入了区块链最重要的哈希算法以体现其定位。

约翰·巴斯表示："Hashed Health 的战略定位是精简医疗健康领域无效的流程和模式，解决医疗领域众所周知的问题。"

三种商业模式

Hashed Health 与医疗企业合作，推出新的区块链解决方案，以解决行业长期存在的问题。公司还将那些正在积极探索区块链分布式解决方案的网络公司聚集起来。不管它们是区块链的新玩家，还是多年的技术大咖，都可以在 Hashed Health 平台找到最恰当的合作方式。

搭建社区——Hashed Collective

Hashed Collective 是一个面向那些对医疗区块链感兴趣的医疗组织、消费者、企业家和开发者的全球免费社区。区块链爱好者和新手可以在这里与行业领导者和区块链企业家进行沟通交流。

Hashed Collective 也开设了一个围绕医疗和区块链进行全球对话的论坛。论坛会员可在上面学习专业的技术知识、了解项目和发表意见。同时，Hashed Collective 还提供免费的聊天频道，在其播客系列、季度网络研讨会、教学视频、全球聚会以及其他社区建设活动中，定期有行业专家前来分享经验。

咨询服务：Hashed Enterprise

Hashed Enterprise 是 Hashed Health 的咨询部门，主要帮助医疗机构建立对区块链的基本认识，创建企业战略，识别潜在的机会。

首先，Hashed Health 与一些商业领袖和技术团队合作，为其提供商务趋势分析的服务，帮助他们开发和应用区块链技术。

同时，Hashed Health 还与那些有兴趣了解区块链技术的企业合作，通过制定区块链战略，来指导区块链解决方案的研究、投资和部署，从而解决相应的业务问题。

为了制定一个有意义的区块链战略，Hashed Health 的医疗业务专业人员和技术工程师团队，在区块链商业模式上，向企业、管理机构和非营利组织提供建议。区块链技术成功实施的关键因素包括协议选择、治理策略、市场策略、首次代币发行策略，等等。Hashed Health 的咨询服务将为客户节省资金、提高成功概率。

孵化器：Hashed Labs

Hashed Labs 是一个专门的区块链开发工作室和解决方案孵化器。其区块链和全栈工程师团队为医疗行业设计和构建原型、概念验证（PoC）和企业级区块链解决方案。凭借其在行业内的长期经验，Hashed Labs 的团队非常了解现有医疗保健信息技术栈的监管和技术情况，并且正在开拓新的区块链解决方案，进行现有技术的整合。

关于区块链技术，Hashed Labs 采用了许多开源协议和架构。这让其工程师团队获得了在多个平台上工作的独特视角和宝贵经验。除了技术设计和执行之外，Hashed Labs 还致力于将区块链解决方案用于大规模部署。

组建医疗区块链联盟

2016 年，Hashed Health 成立了一个由医疗企业组成的医疗区块链联盟，致力于用区块链和分布式分类账本技术来解决医疗行业的独特问题。

首先，联盟将各个领域的医疗保健企业联合起来，学习区块链技术。这些行业领先的医疗机构将组成工作组，解决医疗行业的具体业务问题，如收入周期、数据共享、支付改革、保险和供应链等诸多问题。

其次，联盟将成立一个开发工作室，致力于为那些最有可能立即获得商业支持的医疗项目提供协议层次的实施结构。联盟将把自己的想法提供给开发工作室，然后工作室设法构建解决方案，负责从概念验证（PoC）到商业级应用程序开发，再到最终的产品开发和商业化。

2017 年，美国领先的医疗保健 IT 公司 Change Healthcare、埃森哲、Altarum Institute 等加入该联盟，帮助推进区块链创新以及医疗保健领域的分布式交易协议。

Change Healthcare 首席技术官亚伦·西曼斯基说："区块链有潜力帮助医疗行业实现价值医疗，而且我们致力于支持创新，以帮助我们的客户和合作伙伴了解区块链的潜力。我们期待与 Hashed Health 联盟的成员合作，发展并将区块链打造成为一种促进医疗保健领域中实现金融互操作性的安全且透明的方式。"

此外，Hashed Health 还是超级账本项目 Hyperledger 的项目组成员之一。超级账本 Hyperledger 是 Linux 基金会于 2015 年发起的推进区块链数字技术和交易验证的开源项目。项目组成员还包括英特尔、百度、埃森哲、华为、IBM 等行业巨头。其目标是让成员共同合作，共建开放平台，满足来自多个不同行业各种用户的需求，并简化业务流程。

2017 年 2 月，Hashed Health 宣布完成 180 万美元的种子轮融资，由马丁风险投资公司领投，中国区块链风险投资公司分布式资本（Fenbushi Capital）以及其他私人投资团体等也参与了这次投资。Hashed Health 支持者表示这次的新融资将有助于推进该医疗区块链联盟的工作进度。

马丁风险投资公司创始人兼主席查尔斯·马丁表示："医疗行业必须进行彻底的改革，以解决医疗质量、成本过高和资源浪费等相关问题。Hashed Health 将会通过推动创新与合作来实现这些目标。"

3.3.3　企业案例：用区块链＋基因解决数据归属和隐私安全问题

从这几年的趋势来看，基因组学正在成为新医学时代的主导力量。基于基因组学数据，医疗机构可以给予患者更精确及个性化的治疗。一方面，诸如 23andMe 的基因检测服务先驱为这项技术的市场普及付出了极大的努力，但另一面，基因检测也引发了人们关于社会伦理的一些新的思考。23andMe 以其 99 美元的检测产品闻名，但它基于低廉价格获取用户和数据，再将这些用户数据出售给制药公司，这样以用户数据所有权为代价进行发展的商业模式，确实引发了极大的争议。

基因数据是非常全面的，包含了人的健康、种族、智力等信息。未来，基因组学可能会告诉我们更多的关于基因数据的信息，这些信息如果泄露，可能会造成很多问题。比如，获知某个人携带乳腺癌相关的基因，保险公司就有可能拒绝她参保。

从另一个角度来说，脱敏后的基因数据对科学进步有重要意义。只有在大数据基础上进行的分析，才能得出更加贴合真实世界的结论，更好地实现个性化的医疗。这也是许多基因组学科学家希望看到的——通过大规模数据研究为特定人群寻找更好的治疗方案，在遗传疾病和免疫治疗上做出突破性研究。

无疑，在个人隐私和科学进步之间出现了冲突，而区块链的出现似乎可以调和这种冲突。

解决数据归属问题

10年前，无数公司就BRCA基因是否能够申请专利展开了讨论。最终，美国和澳大利亚最高法院都宣布这项专利无效。

但这样的结论可以沿用到数据归属问题上吗？作为数据的提供方，用户并没有享受到对自身数据的版权保护，更没有在数据交易中获得利益。遗憾的是，没有任何法律明确规定这些数据的归属者到底是谁，也没有任何法律规定这些数据应该受到版权保护。

似乎，防止这些数据泄露的唯一方法就是不进行测序，把数据"隐藏在身体里"。但这无疑与现代医学和基因组学的发展步伐背道而驰。

经济学家埃尔南多·德·索托（Hernando de Soto）称区块链为一双看不见的手，其体系可包容全球的人。基因组学的科学家们似乎也在尝试利用这项技术解决当下的基因组问题。

区块链技术通常用于虚拟货币的发行，那么它与保护基因组数据又有什么关系？

其实，区块链的应用范围早已超出了虚拟货币，区块链可以创造一个不变的、分布式的记录方式，并且这种方式是不可能被破解的。相关账户的拥有者对他们的资产有绝对控制权。

对于数据储存来说，这是一种高度有效，甚至接近完美的解决方案。比如，美国国防高级研究计划局就在考虑用区块链技术保护核武器数据。此外，区块链技术正在被用于跟踪钻石、保护知识产权和现实世界物流等方向。

基于这些逻辑，人们尝试在基因组学中应用区块链技术，更多地是想通过它创造一个特定的场景，将相关伦理和道德保障最大化。

安全且隐私，奇妙组合带来的可能性

所以，"基因＋区块链"会产生什么样的火花呢？

对个人来说，"基因链"是一个存储基因数据的安全的地方。如果你进行了基因检测，并且希望能够随时访问这些数据，那么把它存储在"基因链"上就是一个很好的选择。同时，你不必为此付费。

在这里存储数据会比其他大多数地方都更加安全。毕竟，随身携带的USB闪存盘可能会丢，将其传到云端或者其他地方也多少有泄露的可能。在"基因链"上，你的数据加密几乎是牢不可破的。区块链是一种分布式的链式存储技术，如果一个节点被破解，那剩下的数万个节点就会立即拒绝操作记录。

你可以通过设置访问限制的方式，让你的医生获得授权，但他只能获得你想要共享的信息。同样，你也可以通过唯一的签名追踪到是谁滥用了你的数据。

对科学家来说，他们可以获得元数据，并且可以通过搜索潜在的主题，获得他们想要的数据用于研究。这些搜索结果不会透露捐献者的个人信息，也不会让搜索者获得基因组数据本身。但搜索者可以向捐献者提出请求，并有偿获得这些数据。

这些都可能为基因组学带来真正的革命，并为数据提供者提供更强大的数据保护。

但这只是其功能之一，除了极强的加密性，区块链还能用于数据的管理。拥有大量基因数据的研究机构和公司可以购买许可证，来"基因链"上存储它们的数据，并且不需要担心伦理问题。它们可以将更多的精力放到科学研究中。

基因数据管理现状

存储和共享基因数据是一个技术问题，计算已经成为研究的亮点。一个原始的基因组数据有 5~6 千兆字节，包含了 30 亿个碱基对；并且在测序过程中，还有很多数据需要标注，这些数据很难管理。

哈佛大学发起的"千人基因组计划"把测序所得的全基因组数据都放在了网上，可供用户免费下载。但这些数据的管理方式都是比较传统的，即通过压缩工具将数据压缩，再进行传输和存储。

2016 年，哈佛大学遗传学先驱乔治·丘奇与来自剑桥大学的计算机科学家卡马尔·奥巴德以及哈佛大学科学家丹尼斯·格里申共同成立了一家叫作 NebulaGenomics 的初创公司。

用户在获得数据后，可将数据存储在 NebulaGenomics 的区块链平台中。其他研究机构可以通过这个平台来获取脱敏后的数据，当然，这一过程是需要付费的。该系统建立在一种特别定制的加密数据上，研究机构要想在这个平台上购买数据，必须先购买代币。

研究机构对这些数据的使用并非终身制，而是使用一次就需要进行一次付费。与此同时，该平台上的同一组数据可以供多家机构购买使用。用户获得的代币可以向 NebulaGenomics 的合作机构兑换检测服务，其合作机构目前主要是 Veritas Genetics（乔治·丘奇创立的另一家公司）。

NebulaGenomics 的想法是将用户的基因数据变成类似专利一样有版权的东西，让用户享有数据的归属权和版权，并从中获益。NebulaGenomics 本身就提供测序服务，所以属于拥有数据来源的公司，而诸如 EncrypGen、LunaDNA 和 Zenome 等加入区块链元素的公司并不向用户提供测序服务，它们通常需要通过第三方来获取数据。

LunaDNA 是将区块链技术应用于医疗行业的早期尝试者之一，与 NebulaGenomics 的最初想法一致，其想通过区块链技术把个人数据变成数据资产。不过 LunaDNA 不提供测序服务，在测序层面上避免了和 23andMe 以及 Ancestry 的竞争。

"获取个人层面的数据的意义不大，而具有统计学意义的数据需要有十几万、上百万人的参与。"LunaDNA 联合创始人兼 CEO 鲍勃·凯恩表示，"除非将一个社区级的数据聚集在一起，否则很难解决基因组和健康方面的问题。"

那么，在解决了用户层面的数据归属问题后，如何满足研究机构对大规模数据的需求呢？ Shiva 公司或许能够给出答案。

这家成立于 2017 年的德国公司希望通过最先进的技术来改变全球医疗的现状，包括区块链、云计算、基因测序、人工智能和大数据分析等。它相信，这些新技术将带领医学研究进入新纪元。

除了面向个人的服务，Shiva 公司还积极与全球的医疗机构、政府建立合作关系，通过公共项目赞助的方式来建立大样本的数据库，比如它在 2018 年 3 月与印度安得拉邦政府达成的合作。另外，Shiva 公司还选择与罕见病多发区建立联系，在平台上收集和积累更具特性的大规模数据。

Shiva 公司同样还推出了个人服务。作为一个生态环境的营造者，Shiva 公司将服务提供商、用户聚集到其区块链平台上。用户可以用自己的数据换取服务，这些数据通常来自第三方检测机构；而平台上的服务提供商也不只限于测序机构，还包括保险机构、体检机构等。

Shiva 公司希望基于区块链技术打造一个生态圈，为服务提供商和用户提供一个开放的环境。除了基因数据和个性化医疗服务之外，入驻机构还可以选择其他应用和服务。

以上几家公司主要解决的是数据归属和交易问题。除了交易功能外，区块链还具有存储功能，并且具备极强的隐私性和安全性。Zenome 公司则希望基于这些特性开发相关的应用。

Zenome 公司第一阶段的计划是建立分散的基因数据存储系统，建立一个可以自由交换数据的安全环境。Zenome 同样不提供测序服务，平台的数据主要来自网络参与者。接下来，Zenome 公司将通过问卷调查和评估系统确保数据的真实性。在数据到达一定规模后，Zenome 公司将吸引大型公司和科研中心来购买数据。但 Zenome 公司的最终目的并不是实现交易，而是希望能够让这些公司将数据存储在自己的平台上，从而建立一个类似谷歌基因那样的社区。

监管模糊、技术局限，或许并不存在完美的解决方案

但区块链技术的介入真的能够解决所有问题吗？这很难回答，因为不存在完美的技术。

区块链技术也存在局限性。首先，随着区块链的发展，节点存储的区块链数据体积将越来越大。

其次，在公有链中，每一个参与者都能获得完整的数据备份，所有交易数据都是公开且透明的。在虚拟货币交易中，交易人是匿名的，但交易本身是公开的，所有人都可以访问，这会造成一定的风险。

最后，区块链在基因组学方面的应用还处在试水阶段，这项技术的监管政策也还不明朗，所谓安全性也并非绝对的。

这些问题给区块链技术的商业化带来了不确定性。我们只能说区块链给基因组学的发展带来了灵感，但其是否真的能解决目前的矛盾，还需要医疗机构的不断尝试和调整。

第四章

巨头搏击：区块链 + 医疗的市场争夺

4.1 华尔街的嗅觉

4.1.1 华尔街金融巨头布局区块链

1. 华尔街区块链联盟（WSBA）

华尔街区块链联盟（Wall Street Blockchain Alliance，WSBA）是一家业内领先的非营利性行业协会，致力于在全球市场内全面推广应用区块链技术，其成员包括毕马威、Outlier Ventures、BlockEx、RiskSpan 等。

全球区块链货运联盟（Blockchain in Transport Alliance，BiTA）成立于 2017 年 8 月，旨在促进在货运物流行业里构建标准的区块链框架，旗下有 200 多家货运公司成员，包括联邦快递、UPS、SAP、Salesforce 及施耐德等。

华尔街区块链联盟将与全球区块链货运联盟共同开发与全球实物供应链融资相关的项目，并且利用会员参与方的行业知识和资源，积极开展风险管理和供应链融资会议、认证以及教育培训等活动。

罗恩·夸兰塔是华尔街区块链联盟总裁，他表示："华尔街区块链联盟很高兴能够与全球区块链货运联盟合作，通过区块链技术指导全球货运市场发展。我们两个组织都有共同的愿景，就是希望能够加强区块链技术在相关市场开展的培训教育，同时指导和推动相关行业应用区块链技术。"

这两家区块链组织将会在区块链技术的使用案例、智能合约以及区块链技术在金融和货运行业里的优势和挑战方面进行探讨和合作。

克雷格·富勒是全球区块链货运联盟的总裁兼首席执行官，他表示："在货运物流领域，区块链技术能够极大地提升效率，并且帮助所有行业参与方建立彼此受益的合作关系。与华尔街区块链联盟合作，使我们有机会将彼此的会员汇聚在一起，提升影响力和前瞻性，我们的合作所带来的变革潜力确实是前所未有的。"

2. 企业以太坊联盟（EEA）

2017 年 2 月，摩根大通、英特尔、微软等 30 多家企业组成了一个新的区块链联盟，以开发相关的标准和技术，让企业更加便利地使用新崛起的以太坊区块链技术。

据路透报道，这个名为企业以太坊联盟（Enterprise Ethereum Alliance，EEA）的组织，其成立的初衷为加强以太坊区块链的隐私保护、安全性以及可部署能力，以便更适合企业应用场景。EEA 将打造标准版的以太坊软件，以便全球各地企业都可以用它来追踪数据和金融合同。因为能被用于打造智能合同以及其他复杂的应用之中，以太坊技术在业内人士眼中比比特币更加灵活、适应性更强。

EEA 的成立，无疑意味着行业巨头对以太坊投了信任票。《纽约时报》报道称，这显示了大型企业让以太坊区块链技术得以真正运用的决心，这一技术能大幅缩减企业后台维护的工作量。

加入 EEA 的企业希望打造私有版的以太坊，从而让它可用于特定的目的，且只对获得授权的参与者开放。这样一来，银行就能为自己打造专属的区块链，航运企业也可以根据自己的需求打造一个新的区块链。而成立 EEA 的目的，则是打造出标准化的、开源的以太坊，从而为这些特定的应用打下基础。

4.1.2　区块链概念股受华尔街热捧

2017 年 10 月，欧美股市区块链概念股异常火爆。英国一家投资公司 OnlinePlc 在其公司名称中加上了"区块链"三个字，其股价就立刻暴涨，单日涨幅曾高达 394%，创其 1996 年上市以来的最高纪录，单日交易量也屡破纪录。不过，OnlinePlc 随后又称，自家区块链产品仍处于早期阶段，股价随即应声回落。但即便如此，其单日涨幅也达到了 173%。

生物技术公司 Bioptix 在宣布改名为"Riot Blockchain"之后，其股价也一度翻倍。

区块链公司 First Bitcoin Capital 的股价曾在 8 个月的时间里累计疯涨了 6000%，以至于美国证券交易委员会（SEC）宣布暂停其股票交易。

大型线上零售商 Overstock 的股价也在一年内翻了三倍，部分原因就是投资者看好其区块链应用。加拿大在线借贷企业 Mogo Finance Technology 在宣布公司将应用专用区块链技术之后，其股价大涨，单日涨幅达 35%，创其 2015 年 6 月 IPO 以来的最大盘中涨幅。

以上案例，无不彰显了区块链概念股在华尔街受到的热捧。

4.2　全球互联网巨头的区块链棋局

4.2.1　DeepMind 开发区块链系统，用于医院跟踪医疗记录

谷歌母公司 Alphabet 旗下人工智能企业 DeepMind 正在建立一个类区块链系统，用于跟踪患者数据的使用情况。DeepMind 公司正迅速扩大其医疗保健计划，并已经宣布在 2017 年内建立一个叫作"可验证数据审计"的工

具。这个工具的建立目的是允许医院，甚至是病人，了解谁在使用医疗健康记录，以及基于何种用途和目的。

该类区块链系统将使用加密数学技术，保证对过去发生事件的准确记录。每次人们在使用一段数据时，都会生成一个基于所有以前活动的新代码。这意味着，如果后来有人篡改之前的记录，系统就会将数据记录转为乱码，并迅速揭示违规行为。

该工具将最先用于 DeepMind 在英国合作的医院，包括伦敦皇家自由医院，并进行后续相关测试。DeepMind 表示，医院工作人员能够看到使用数据的实时情况，并设置自动警报，提示异常使用。在这项服务逐渐成熟后，医院将向病人开放查询通道。

其实早在 2016 年 12 月，DeepMind 就已经开始以分布式和不干预的方式更透明地利用这种软件。为此，DeepMind 还招募了顶级密码破译者本·劳里，以及其他理解区块链技术和密码破译的软件工程师来参与此项目。

为 DeepMind 的基础设施提供安全和透明的支持

不过，这个过程不会很简单。英国的医疗健康记录非常分散，要想将这些健康记录扩展到其他数据系统，DeepMind 需要确保它可以在不同的数据库系统上兼容运行。它还需要找到确保数据使用安全的方法，以防数据的泄露。

尽管如此，DeepMind 的探索还是有益的，区块链技术将为 DeepMind 的基础设施提供安全性和透明性支持。它正在迅速开发一系列不同的工具，包括可以警告医务人员的患者疾病早期预警软件，诊断眼病的 AI 系统，以及指导癌症治疗的机器学习方法。

数据安全一直是 DeepMind 发展的绊脚石。DeepMind 刚进入医疗领域时就曾遭到抨击，因为它将更多的数据分享给英国国家医疗服务体系（NHS），而公众可享的数据则少之又少。数据隐私和安全问题一直阻碍着 DeepMind 的发展。

DeepMind 的联合创始人穆斯塔法·苏莱曼表示，其实在之前，他们就已经在开发数据审计工具。然而，显然之前的工作只是尝试，现在，随着区块链技术的引进，这一工具未来的作用不可限量，它可以留存清晰的审计线索。

这个消息进一步证明，除了虚拟货币，区块链技术还可以用于许多其他方面。马士基是世界上最大的航运公司，一直在用区块链技术跟踪货物；沃尔玛将区块链技术用于记录产品的来源，以提高健康和安全标准。现在，在医疗数据记录领域，区块链正在显示其威力。

4.2.2 IBM 与美国政府部门开发医疗区块链应用技术

为了完善国内的医疗保健数据共享系统，奥巴马政府花费了 500 亿美元打造电子病历系统（Electronic Medical Record，EMR）。然而，尽管采用了 EMR，很多机构仍然无法保证数据共享的安全性，即使是机构内部的医院和诊所之间也无法予以保证。IBM Watson Health 与美国食品药品监督管理局（FDA）签署了两年的联合开发协议，希望利用区块链技术解决医学研究等项目中的患者数据共享问题。

如果医疗保健研究人员和提供商能够全方位地访问病患数据，就有望实现医疗保健解决方案的转型。就目前而言，病患对其健康数据的访问非常有限，也无法与研究人员或提供商轻松分享此类数据。

如果病患能够安全地分享他们的健康数据，无论是出于研究目的还是在各个医疗保健提供商之间共享数据，均有助于推动医疗保健业的重大进步。借助区块链技术，我们将有机会实现这一点，因为该技术的宗旨就是推动各个组织以相互信赖的方式进行协作。

IBM 在区块链技术领域深耕已久，它是 Linux 基金会 Hyperledger 项目的创立成员之一。

EMR 包含大量数据，比如人口统计、医疗和基因信息，是生物医学研究的数据库。但是因为其中的数据都是高度敏感的，限制了研究用途的数据共享，比如医疗诊断。

IBM 研究员在分布式账本上记录所有审计轨迹，可以保证数据交换的透明性和可靠性。IBM 称："如果研究员和医疗保健服务供应商可以获得患者数据的全部信息，就可以提出变革性的医疗保健解决方案。"

IBM 调查了 200 位医疗保健行业高管，包括保险商和服务商。调查显示，超过 70% 的医疗保健行业领导者预计，区块链技术的最大益处在于有助于管理临床试验记录、监管合规性和医疗 / 健康记录。

IBM 和 FDA 将共同探索区块链框架如何通过支持临床试验数据，以及通过"真实世界"的广泛数据类型之间的信息交换，推动公共健康水平的发展。

该协作还包括通过新的方式充分发掘当今生物医学和医疗保健领域海量数据的价值。这一协作借助安全的数据共享生态系统，将有助于推动医学新发现并改善公共健康。举例来说，来自可穿戴设备和互联设备的病患数据，可帮助医师和护理人员更好地管理人群健康。

随着区块链技术在医疗保健领域的前景日益清晰，IBM 将致力于定义和构建相应的技术解决方案，进而打造一个可扩展的、去中心化的数据共享生态系统。

4.2.3　英特尔

区块链在医疗行业引起的关注日渐增多。作为企业以太坊联盟（EEA）的一员，英特尔从 2016 年 4 月首度推出区块链平台；到 2017 年，这个全球 IT 大品牌首度在医疗健康领域试水区块链。

英特尔的合作对象是 PokitDok 公司，它是一家医疗健康 API 企业。在英特尔的开源区块链平台 Sawtooth 和英特尔芯片的支持下，它们正在打造一个叫"Dokchain"的医疗区块链解决方案。

在与美国科技博客 TechCrunch 的对话中，PokitDok 公司的联合创始人泰德·坦纳说，"此次与英特尔的合作可以称作医疗健康领域的'奇点事件'，可能将改变整个行业。"

听上去很夸张，但事实或许的确如此。这家有超过 4800 万美元资金的公司，做出了首个能够真正运作起来的区块链医疗解决方案，而为其提供技术支持的不止英特尔，还有亚马逊、第一资本银行（Capital One）等 40 多家企业。

PokitDok 创立于 2011 年，旨在为医患双方创造更广泛、实惠的交易——帮患者了解各机构医疗健康服务价格，帮医院找到患者群、处理医保账单。此外它更强大的功能在于移动端和网页端的开发人员可以利用 PokitDok 的 API 构建医疗应用程序，来满足挂号、核保、付款或转诊等需求，这为不同医疗系统间的数字信息共享提供了可能。

安全、便捷、透明，用区块链技术整合医疗

区块链满足了金融领域对隐私性、安全性的高要求，其技术核心是分布式记账技术，可以通过一种安全透明的方式来追踪任何类型的交易。PokitDok 将区块链技术体系化地应用于医疗领域。移动数据安全服务公司 Bitglass 发布的报告中提到，美国 2016 年的医疗信息泄露事故再创新高，达到了 328 起，直接涉及 1 660 万美国人的隐私。医疗信息安全一直是国际上的热议话题，我们也必须开始在这方面提高安全警惕。在这个大前提下，很多人把希望寄托在区块链技术上，把它视作医疗信息环境的改变者。

PokitDok 与英特尔合作的 Dokchain 医疗区块链解决方案，基本功能是对交易各方的身份进行确认，识别消费者和医疗服务方。此外，它可以实现"自主判决"，简单来说就是一旦交易各方身份被确认，他们之间可以根据之前达成的合约来快速完成交易。

例如，以前患者要等上 90~180 天才能进行医保报销，或者花上数小时的通话时间来处理医疗支付，现在可以通过 Dokchain 区块链系统的"自主判决"体系快速解决报销问题。因此，Dokchain 将有潜力缩减甚至剔除医疗支付报销中的各种冗余流程，因而省钱省时。

另外，区块链还可以进行医药防伪溯源：医生开了处方，链上就能公开

透明地显示药价。而对制药商和医疗用品商来说，区块链还能帮助其进行库存和订单管理。流程简化、防伪溯源、药物供应管理，区块链将这三个方面的功能结合起来，能够有效地防止欺诈、保护隐私并让医疗服务流畅化。

强强联手，建立医疗区块链全新标准

那么，参与这样的项目对英特尔有什么好处呢？英特尔的区块链负责人麦克·里德解释道，"此类项目会成为英特尔芯片业务的跳板。我们在开源技术上有悠久的历史，与 Linux、超级账本（Hyperledger）等开源项目联手，能够帮助我们跨界多个细分市场。"

这次英特尔与 PokitDok 公司合作推出的 Dokchain 医疗解决方案，正是需要从芯片层面来处理区块链交易请求。PokitDok 公司的联合创始人坦纳说："医疗信息交换受到《医疗电子交换法案》（HIPPA）的隐私限制，故对安全等级有较高的要求。当区块链技术执行到了芯片级别时，其安全等级将会是前所未有的。"

在 Dokchain 解决方案上，所有的数据都是加密和私有的，因此可以在不违反 HIPPA 的前提下传递数据。这也意味着你只要购买了有英特尔芯片的笔记本计算机，就能在上面运行 Dokchain 系统。

为什么 PokitDok 这家创业公司可以推动一项颠覆性的医疗区块链技术呢？坦纳认为，部分是源于技术巨头联盟的支持；但最重要的原因是，PokitDok 是创造可操作式区块链医疗解决方案的第一人。

"就像当年 MPEG[⊖] 标准的制定一样，人们在这些标准之上建立起了后续的各种编解码器，也才有了 MP3、MP4；今天我们的 Dokchain 系统建立起了操作标准，后人会在此之上构建医疗解决方案。"坦纳说，"这是医疗区块链革命性的第一步，新的改变将在短时间内迅速发生。"

⊖ MPEG 是 Moving Picture Experts Group 的缩写，译为动态图像专家组，是 ISO（International Standardization Organization，国际标准化组织）与 IEC（International Electrotechnical Commission，国际电工委员会）于 1988 年成立的专门针对运动图像和语音压缩制定国际标准的组织。

4.3　区块链＋医疗的中国弄潮儿

BAT 是中国互联网产业巨头。它们掌握着最前沿的技术，同时它们的数据积累和资本积累使其可以在任何新领域迅速建立起自己的技术壁垒。BAT 早已开始区块链的全面布局。

与此同时，个别优秀企业也获得了千万级别的融资，用于区块链＋医疗项目的商业运营。本节的最后一部分，介绍了边界智能和复星同浩如何合作完成了数千万元的 Pre-A 轮融资。

4.3.1　BAT 们的区块链布局

腾讯云于 2018 年年初发布了区块链 TBaaS 产品白皮书，以腾讯云为依托构建区块链服务。此外，百度金融加入了 Linux 基金会旗下超级账本项目的核心董事会。阿里巴巴也与普华永道达成合作，共同打造透明可追溯的跨境食品供应链。BAT 的区块链布局详见表 4-1、表 4-2 和表 4-3。

表 4-1　阿里巴巴的区块链布局

时间	项目	具体内容
2016 年 7 月	公益善款追踪	与中华社会救助基因会合作，在支付宝爱心捐赠平台上线区块链公益筹款项目
2017 年 3 月	跨境食品供应链	与普华永道达成合作，宣布将应用区块链打造透明可追溯的跨境食品供应链
2017 年 8 月	"医联体＋区块链"试点项目	阿里健康与江苏常州市合作推出我国首个基于医疗场景的区块链应用，旨在将最前沿的区块链技术应用于常州市医联体底层技术构架体系中，实现当地部分医疗机构之间安全、可控的数据互联互通，用低成本、高安全的方式，解决长期困扰医疗机构的"信息孤岛"和数据安全问题
2017 年 10 月	"BASIC"战略	技术实验室宣布开放区块链技术，支持进口食品安全溯源等。蚂蚁金服风控团队宣布开放风控云服务
2017 年 11 月	数字雄安区块链实施平台	阿里巴巴集团、蚂蚁金服集团与雄安新区签署了战略合作协议
2018 年 4 月 12 日	奢侈品平台 Luxury Pavilion	天猫将奢侈品平台 Luxury Pavilion 上的商品的原材料生产过程、流通过程、营销过程写入区块链

表 4-2　百度的区块链布局

时间	项目	具体内容
2016 年 6 月	战略投资美国比特币创业公司 Circle	Circle 获得中国财团提供的 6000 万美元 D 轮投资。跟投方包括百度
2017 年 8 月	合作开放国内首单区块链技术支持 ABS 项目	百度金融与其他金融机构联合发布区块链技术支持的 ABS 项目，发行规模 4.24 亿
2017 年 7 月	百度区块链开放平台 "BaaS"	一个商业级区块链云计算平台，主要帮助企业联盟构建属于自己的区块链网络平台
2018 年 7 月	"莱茨狗"	区块链游戏项目
2018 年 4 月 12 日	图腾服务平台	区块链的照片存储平台 Totem，以保护人们的肖像权

表 4-3　腾讯的区块链布局

时间	项目	具体内容
2016 年 5 月	加入金融区块链合作联盟（简称金联盟）	该联盟集结了微众银行、招银网络、京东金融、腾讯、华为、银链科技等 31 家企业
2017 年 1 月	微黄金	腾讯财付通与工商银行合作，联合推出基于区块链的在线黄金交易服务。腾讯区块链的第一个落地服务
2017 年 5 月	"公益寻人链"	连接腾讯内部多个寻人平台，实现各大公益平台信息共享
2018 年 6 月	中国银行—腾讯金融科技联合实验室	双方围绕大数据、云计算、区块链和人工智能等全面开展合作
2017 年 9 月	腾讯和英特尔共同开发区块链	双方将共同开发区块链技术，以推动物联网应用场景中安全防护能力的建立
2017 年 10 月	加入加拿大区块链研究所	腾讯加入加拿大区块链研究所
2017 年 11 月	区块链即服务	运用区块链技术斛第三方去付服务
2018 年 3 月	区块供应链联盟链及云单平台	腾讯与中国物流与采购联合会签署了战略合作协议，标志着腾讯区块链正式落地物流场景
2018 年 4 月 12 日	外方区块链	腾讯将利用区块链技术与医院合作开数字处方。同时，微信也会在多地推出数字医保卡等医疗创新服务
2018 年 4 月 23 日	推出首款区块链游戏	在 2018 年 UP 新文创生态大会上，腾讯发布旗下首款区块链游戏《一起来捉妖》

4.3.2 阿里健康布局区块链

2017 年，由阿里巴巴集团主办的全球顶尖互联网行业峰会——"云栖大会"在杭州召开。作为阿里巴巴旗下的医疗健康旗舰平台，阿里健康也在本次活动中设立了智慧医疗专场，分享阿里健康如何用互联网技术、人工智能技术赋能医疗，打造智慧健康平台。

在云栖大会智慧医疗专场上，阿里健康首次对外披露了其智慧医疗布局进展——与浙江大学医学院附属第一医院（以下简称"浙大附一院"）、浙江大学医学院附属第二医院（以下简称"浙大附二院"）和上海交通大学医学院附属新华医院（以下简称"上海新华医院"），三家医院分别签约，加速智慧医疗落地。

由阿里健康与浙大附一院共同申报的"医学人工智能浙江省实验室"，在会议现场正式揭牌成立。

实验室计划用 2018—2020 年的三年时间，建设基于区块链技术的医联体数据平台、医疗人工智能影像辅助诊断平台、医疗大数据智能科研平台、医学人工智能临床决策支持平台四大公共平台产品，实现人工智能、数据挖掘等技术在浙江省医疗救治领域的应用。

2017 年阿里健康在医疗方面的布局包括：3 月，入股万里云，构建医学影像大平台；4 月，与武汉市中心医院共建湖北省首家省级互联网医院，推动医院向智慧医院转型；7 月，正式发布医疗 AI 产品"Doctor You"，用科技赋能医疗；8 月，阿里健康宣布与常州市合作的"医联体＋区块链"试点项目已落地。区块链技术已被应用于常州市医联体底层技术架构体系中，并实现了当地部分医疗机构之间安全、可控的数据互联互通。

使用区块链技术，能够很好地解决医疗机构互联互通和信息存储安全的问题。以分级诊疗就医体验为例：居民就近体检；医疗机构通过在区块链上的体检报告分析，筛查出心脑血管等慢性病高危患者，之后由社区医生通过区块链实现病历向上级医院的授权和流转；而上级医院的医生，在被授权后可迅速了解病人的过往病史和体检信息，病人也不需要重复做不必要的二次基础检查，直接享受医联体内各级医生的"管家式"全程医疗服务，实现早发现早诊疗的"治未病"。

阿里健康区块链技术利用旧有的 IT 设备和系统将信息串联在一起，相比传统信息化方式，接入成本更低，安全性也更高。图 4-1 展示了阿里健康的区块链解决方案。

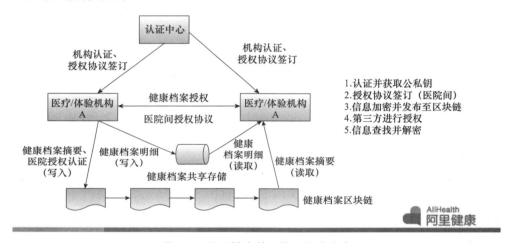

图 4-1　阿里健康的区块链解决方案

据阿里健康区块链技术负责人刘铁介绍，阿里健康从 2015 年年底便已开始着手区块链的技术预研和储备，在 2016 年的上半年正式实施产品研发。

区块链本身的一些技术特点，包括区块链带来的多机构之间的协同一致，安全可信的共享，信息的防篡改和可追溯等，可以很好地服务于该环节。从区块链技术诞生至今，越来越多的人认为，医疗行业由于涉及居民个人健康等敏感数据，且分散在各个不同机构内，更适合作为区块链技术的应用场景。

据刘铁透露，阿里健康在常州区块链项目中设置了数道数据的安全屏障。首先，区块链内的数据存储、流转环节都是密文存储和密文传输，即便被截取或者盗取也无法被解密。其次，专门为常州医联体设计的数字资产协议和数据分级体系，通过协议和证书，明确约定上下级医院和政府管理部门的访问和操作权限。最后，审计单位利用区块链防篡改、可追溯的技术特性，可以精准地定位医疗敏感数据的全程流转情况，比如在什么时间点，被哪个医疗机构授权给了谁，授权的具体范围是什么。

从医疗体系内部来看，众多医疗机构的信息化建设已经相对完善。如何保证跨机构的数据安全性、跨平台的数据共享，如何更快捷更安全地实现数据流转，这些新型的业务场景都是阿里健康的重点突破方向。

常州市是国家健康医疗大数据的试点城市，阿里健康与常州市政府签订了长期战略合作协议。同时，这也是阿里健康选择在常州市落地区块链的重要原因之一。

刘铁称，双方在合作过程中主要遇到了两个方面的问题。其一，技术的认知和接受过程。由于区块链是一种比较新的技术，在与相关主管领导沟通的过程中，需要让他们更好地理解区块链的技术概念，以及这个技术背后可能带来的业务价值。其二，区块链作为一项新的技术，需要找到合适的业务场景进行切入，并且还需要医疗体制内开明派的支持，这一点同样重要。这方面，阿里健康获得了常州市天宁区卫生和计划生育局、郑陆镇卫生院，以及常州武进医院的大力支持。

阿里健康希望能够借助常州市的成功试点，通过区块链建立起一个连接医疗卫生机构的网络，帮助它们更好地解决目前信息孤岛的问题，实现个人健康信息的流转与聚合。

4.3.3 腾讯发布智慧医院 3.0

2018 年 4 月 13 日，在重庆举办的 2018 中国"互联网＋"数字经济峰会智慧医院分论坛上，腾讯正式对外发布了微信智慧医院 3.0 版本，实现连接、支付、安全保障、生态合作的四大升级。

同时，新版微信智慧医院在原有的大数据、支付、云计算、安全等基础上，加入了 AI 和区块链等新技术，六项核心能力贯穿从诊前到诊后的全流程。

腾讯副总裁陈广域指出，微信智慧医院是腾讯医疗的重要组成部分之一。新出炉的3.0版本诠释了互联网＋医疗发展的大趋势：针对当前就医流程中的痛点，实现了线上线下的连接，更好地助力政府和医疗机构实现数字化医疗。

从1.0到3.0，打通就医全流程

近年来，"互联网＋"正推动着社会各领域加速创新，让互联网技术与各行各业实现深度融合。其中，在医疗健康领域表现尤为突出。微信智慧医院从1.0到3.0版本的进化过程，代表了医疗行业的发展阶段。

在移动互联网时代，智能手机成为线上线下连接的中心平台。依托腾讯云、支付、大数据、安全等基础能力，微信智慧医院1.0诞生——通过微信公众号提供的基础服务，实现了在线预约挂号、缴费、查询等功能；微信智慧医院2.0版本，则进一步实现了对医院内部资源的优化管理，提升了医院内部的效率。例如，通过智能硬件改善患者体验，如LBS定位提醒、微信导航等。

微信支付联合产品部副总经理黄丽在论坛上介绍了最新发布的微信智慧医院3.0，她表示，新版本将原来碎片化、断裂的就医链条全部打通，贯穿了导诊（线上AI导诊、智能客服咨询）、挂号（在线挂号）、咨询（在线咨询、线下AI辅助诊断）、检查（线下AI影像、AI病理）、支付（医保/商保在线支付、医保线下扫码付）、治疗（药品在线配送、线下处方流转）、诊后（AI随访、在线续方）等环节，打通了就医全流程。

微信智慧医院3.0亮点颇多：不仅实现了连接、支付、安全保障和生态合作的四大升级，同时还加入了AI、区块链等全新技术，全面开放了腾讯核心能力。

微信智慧医院3.0能够全面保障实名安全、支付安全、数据安全和风控安全。比如，一直以来，医疗数据安全和患者隐私保障是医疗行业的核心

问题。区块链所拥有的多方共识、不可篡改、多方存证、随时可查等优势，使其成为医疗数据保管的最佳方案。微信智慧医院 3.0 运用区块链技术，为监管方、医院、流通药企搭建一条联盟链，保障数据、隐私安全的同时，实现链上数据防篡改。

4.3.4 边界智能获得复星同浩千万元 Pre-A 轮融资

边界智能和复星同浩合作完成了数千万元的 Pre-A 轮融资。边界智能是一家专注于用区块链来支持医疗健康数据进行分布式分析与交换的创新技术公司。

为何选择在医疗行业落地？边界智能的 CEO 曹恒认为："如今这个时代，人们已经无法摆脱垄断 IT 巨头们提供的互联网服务，因此大家不得不放弃对于自身消费数据的隐私需求。但医疗数据的安全性和隐私性不容侵犯，这也是边界智能选择在医疗领域深耕的最核心原因。换言之，医疗数据需要流动起来，其分析和交换所需要的安全隐私保护痛点是最真切的。"

边界智能的创立背景

曹恒毕业于美国卡内基梅隆大学机器人专业和清华大学自动化专业。她曾是 IBM 全球研究院大数据分析带头人，并且担任过 IBM 研究院上海分院院长。在 IBM 工作的 16 年中，曹恒一直专注于数据驱动的智能分析系统研发。

在那期间，曹恒深深地体会到研发智能分析系统时遇到的最大挑战并非写算法，而是数据分散在各个业务参与和协作方，想要集中收集起来跑算法非常困难。

2010 年，曹恒带头开发的一款智能分析产品获得了美国运筹学协会大奖。该产品围绕复杂的技术服务项目对所需要的不同技能的人力资源进行预测，并优化人才调遣。在服务欧洲市场时，该产品遭遇了一些困难。

"欧洲的国家很多，不少国家的人力数据是高度隐私化的，因此不能离开各自的国境。当时我考虑采用分布式人工智能技术，对算法模型进行切分，让它运行在各国的数据中心，然后我们将不涉及隐私的模型中间结果进行融合，从而实现对欧洲总体人力资源的预测，对管理策略进行优化。"曹恒说。

然而，那时候还没有成熟的区块链技术来支持分布式计算，所以方案虽有分布式计算的架构，但运行却十分低效。

2016 年，区块链技术发展到了以以太坊为代表的第二代，极客们的目标也变为了创建分布式世界计算机。作为一个技术达人，曹恒敏锐地察觉到区块链已经能够支撑起更多、更复杂的运算需求。于是在 2016 年 12 月，她果断选择了辞职创业，边界智能正式成立。

边界智能的三大产品体系

IRIS、医药知识库、BEAN 是边界智能的三大产品体系。

2016 年，当边界智能真正踏入区块链应用开发时，他们发现这项技术还非常不成熟。当时区块链更多是被应用在虚拟货币上，对于支持真正的分布式商业系统还很少被考虑到。

边界智能评估了众多底层平台，包括以太坊、比特股、Hyperledger，发现其各有优缺点。后来，边界智能偶然接触到了 Tendermint/Cosmos 技术，一种被极客圈广泛认可的第三代区块链技术之一。该技术拥有足够的共识效率和清晰的架构，于是边界智能在 Cosmos 提供的底层共识和跨链基础之上，自行开发了一个服务层。

这一服务层可以让企业在进行商业应用时拥有开发工具和应用基础，从而将运算通过服务接口，封装成一项服务。该服务的相互调用机制采用区块链进行支撑，从而让分布式商业系统能够更加高效地实现。

边界智能的 BEAN（Blockchain Edge Analytics Network）区块链智能信息边缘分析网络，是基于区块链技术的分布式智能信息分析和数据交换网络搭建的。BEAN 提供保护数据隐私、尊重数据拥有者权利的加密分布式智能分析服务。边界智能基于 BEAN 开发出支持医疗数据分析的应用，为医疗数据提供链上基于语义技术的智能抽取服务。

这些技术能对非结构化医疗数据在保护隐私的前提下进行结构化处理，使得在链上分布式业务协作时进行数据搜索、交换以及使用变成可能。"我们希望将医药知识库等产品封装成区块链上的智能服务，进而支撑一些特定的医疗数据的分布式可信处理。"曹恒说。

在 DRGs（Diagnosis Related Groups，疾病诊断相关分组）方面，边界智能也有所涉及。在这方面，它与北京大学医学部进行了合作。

曹恒表示："传统的 DRGs 医务工作者经常要把病案进行手动分组。这些病案时常会出现隐私泄露和安全性的问题。利用区块链技术，边界智能把病案结构化，同时进行标准术语抽取。当医院进行 DRGs 分组时，提交的并非病案全文，而是通过边界智能部署的 DRGs 服务客户端（该客户端运行在医院的临床数据中心里），将病案结构化之后，进行抽取和匹配，并将诊断编码传到 DRGs 分析服务中。"

简单来看，这三款产品之间的关系是：医药知识库将人类需要重复认知的信息通过 AI 技术变成一个智能知识库；BEAN 则是将知识库和一些智能分析计算运用在医疗数据的处理上；而 IRIS 是把这一套计算基础架构化以及协议化，让它不局限在某一领域。

曹恒表示："边界智能希望能够通过技术推动医疗数据的流动，在一个安全可信的环境下实现数据的交换。因此 BEAN 在简单的数据交换基础上，还会提供一些基于语义技术的可信编码和信息抽取，把与患者隐私相关的一些计算都放在客户端上，从技术上保证医疗数据的安全。"

据她介绍，并非所有的运算都要放在区块链上进行，很大一部分运算都应该在链下进行处理，从而让其作为一个信任支撑的纽带，发挥更高效的作用。与此同时，每一次数据交换的过程都应该用区块链进行管理，从而让每一次运算都可以被追溯、管理和审计。

区块链上存储的只是接口数据，并非原始数据。一般的交互接口的数据量都相对较小，针对这种数据，边界智能会直接将其放在区块链的交易数据中。一旦数据量较大，边界智能便会把数据存放在 IPFS 搭建的加密分布式存储网络中。

简言之，边界智能的区块链不会存储大数据，只存储和交互相关的数据。

让医院和保险公司愿意买单

在谈到商业模式时，曹恒坦言："首先我们是一家创业公司，而不是非营利的科研机构，所以我们一定会找有人愿意买单的场景进行落地，并且让技术于商业的价值超越其成本。"

现阶段，边界智能更多是通过病案的交换，让一些医疗机构实现临床路径模式的高效挖掘。在商业保险方面，边界智能正在积极地与保险公司开展合作。

由于医疗数据的不透明，现阶段商业健康保险面临着很多逆向选择的风险。在这种情况下，企业难以做好风控和产品设计，以及对客户群的精准定位。商业保险公司如果试图与医疗机构合作收集医疗原始数据，必然会涉及数据使用的安全问题。

保险公司的需求，给边界智能带来了机会。边界智能围绕特定病种，基于区块链和 DRGs 技术，研究其发生率情况，并且经过融合分析给出相应的结果，且这一过程不涉及原始医疗数据的隐私问题。

区块链企业的竞争力因素

整个 2017 年，最火的无疑是人工智能。"人工智能企业在后期的竞争力更多地体现在场景的切入维度和深度；区块链的核心竞争力同样是一个有趣的命题。目前，它的高速发展是由开源社区推动的。"曹恒表示。

依据她的观点，通证（Token）经济是一种非常高效的设计，它可以被用来鼓励技术创新和开源社区的繁荣。

　　过去，作为技术的提供方要获得底层技术的回报非常缓慢，而通证这样的机制产生的价值能高效、直接地被反馈给网络的贡献者（包括程序员以及网络的维护者），这样就能刺激更多的人参与其中，从而加速行业的创新迭代。

　　当然，现阶段由于通证经济缺乏有力的监管机制和技术，造成了一些错误的市场投机和炒作。这不由得让人担心是否会出现劣币驱逐良币的情况，从而影响社会对区块链技术的认知，使认真进行技术探索的项目受到牵连。

　　归根结底，区块链还处在早期发展的一个阶段。这需要人们拥有正确的认知，利用更规范的体系对其进行评估，从而让技术真正地在医疗、金融等领域创造价值。

第五章

一览众山：区块链 + 医疗领域企业全景概览

以上，我们总结了区块链技术和医疗健康领域的结合方式。接下来，我们梳理一下目前国内外已经开始在医疗区块链领域进行探索的先驱企业。

5.1 国内外 65 家医疗区块链企业清单

目前，国内外 65 家医疗区块链企业清单如表 5-1 所示。

表 5-1 国内外 65 家医疗区块链企业清单

企业简称	成立时间	地区	当前轮次	场景设计	企业背景
云巢智联	2015	四川	/	医疗健康数据	医疗信息化
布萌区块链	2016	上海	/	医疗保险	区块链技术开发
雷盈科技	2015	上海	/	医疗健康数据	区块链技术开发
水滴互助	2013	北京	A 轮	医疗保险	保险
曙光筹	2016	上海	/	医疗保险	保险
中思博安	2013	北京	/	医疗健康数据	区块链技术开发
轻松筹	2014	北京	C 轮	医疗保险	保险
中医链	2006	广东	天使轮	药品防伪、医务人员身份认证、交易记录	医疗机构
趣链科技	2016	浙江	A 轮	医疗供应链管理	区块链技术开发
边界智能	2016	上海	Pre-A 轮	医疗健康数据	医疗区块链
磐石互助	2014	广东	/	医疗保险	保险
三方流通平台	2017	香港	/	药品防伪、医疗健康数据	区块链技术开发
众托帮	2016	上海	战略融资	医疗保险	保险

（续）

企业简称	成立时间	地区	当前轮次	场景设计	企业背景
阿里健康	2015	北京	IPO	医疗健康数据	医疗信息化
太一云科技	2016	北京	/	医疗健康数据	区块链技术开发
矩阵元	2014	上海	A 轮	医疗健康数据	区块链技术开发
众享金联	2016	江苏	/	处方分发	区块链技术开发
美丽链 HEY	2018	北京	/	药品防伪、医务人员身份认证、医疗健康数据	医疗机构
安链云	2016	广东	/	医疗保险	区块链技术开发
飞医网	2014	上海	A 轮	医疗供应链管理	医疗信息化
趣医网	2013	上海	B+ 轮	医疗健康数据	医疗信息化
医疗链 HCC	2016	重庆	/	医疗健康数据	医疗区块链
深度智耀	2018	北京	PreA 轮	区块链·人工智能·新药研发	区块链技术开发
欧碧堂	2018	深圳	天使轮	康复·区块链	医疗连锁
医拍智能	2015	北京	天使轮	人工智能·医学影像·医生工具·区块链	医学智能科技
Hashed Health	2016	美国	天使轮	医务人员身份认证、医疗支付、医疗健康数据、临床试验、医疗供应链管理	医疗区块链
Gem	2013	美国	A 轮	医疗健康数据	区块链技术开发
BurstIQ	2015	美国	种子轮	医疗健康数据	医疗区块链
Akiri	2017	美国	A 轮	医疗健康数据	医疗区块链
GeneData	2017	瑞士	种子轮	基因数据	区块链基因组学服务商
XCARE	2017	新加坡	战略融资	医疗健康数据	医疗区块链
Shivom	2017	德国	/	基因数据	区块链基因组学服务商
Nebula Genomics	2016	美国	/	基因数据	区块链基因组学服务商
Curisium	2017	美国	种子轮	医疗健康数据	医疗区块链
doc.ai	2016	美国	ICO	医疗健康数据	医疗区块链
Hixme	2015	美国	B 轮	医疗保险	保险
ShineChain	2017	未知	战略投资	医疗保险	区块链技术开发
Insurchain	2015	新加坡	Pre-A 轮	医疗保险	保险
IBM Watson Health	2015	美国	IPO	医疗健康数据	医疗区块链
Philips	2016	荷兰	IPO	医疗健康数据	医疗信息化
Tierion	2015	美国	ICO	医疗健康数据	医疗信息化
Absolute	1993	加拿大	IPO	医疗健康数据	区块链技术开发

（续）

企业简称	成立时间	地区	当前轮次	场景设计	企业背景
ClearDATA	2011	美国	D 轮	医疗健康数据	医疗信息化
ID Experts	2003	美国	A 轮	医疗健康数据	区块链技术开发
MedCrypt	2016	美国	种子轮	医疗健康数据	医疗信息化
Netskope	2012	美国	E 轮	医疗健康数据	区块链技术开发
Nexthink	2004	瑞士	E 轮	医疗健康数据	区块链技术开发
Clyance	2012	美国	D 轮	医疗健康数据	区块链技术开发
MedRec	未知	美国	/	医疗健康数据	医疗信息化
Change Healthcare	2005	美国	D 轮	医疗保险	医疗信息化
Patientory	未知	美国	众筹融资	医疗健康数据	医疗信息化
PokitDok	2011	美国	B 轮	医疗健康数据	医疗信息化
Health Wizz	2016	美国	/	医疗健康数据	医疗信息化
Healthnautica	2017	未知	/	医疗健康数据	医疗信息化
Factom	2015	美国	A 轮	医疗健康数据	区块链技术开发
Bit Health	未知	未知	/	医疗健康数据	区块链技术开发
Block Verify	2015	英国	种子轮	药品防伪	区块链技术开发
DNA.Bits	2014	以色列	/	医疗健康数据、基因数据	区块链技术开发
Deep Mind	2011	英国	/	医疗健康数据	区块链技术开发
Florence	2016	美国	种子轮	医疗健康数据、临床试验	医疗信息化
Nokia	1865	芬兰	IPO	医疗健康数据	通信
AIDOC 天医	2017	新加坡	ICO	医疗健康数据	医疗信息化
LunaDNA	2017	美国	种子轮	基因数据	区块链基因组学服务商
Encrypgen	2017	美国	种子轮	基因数据	区块链基因组学服务商
Zenome	2017	俄罗斯	ICO	基因数据	区块链基因组学服务商

5.2　区块链 + 医疗企业的主要特点

5.2.1　区块链 + 医疗企业主要诞生在 2015—2017 年

我们共统计了 22 家国内、40 家国外涉及医疗区块链业务的企业，从业务模式、企业背景等方向探索了医疗区块链技术和企业的发展情况。图 5-1 展示了医疗区块链企业诞生的时间及数量。

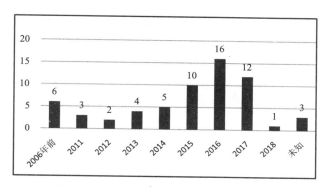

图 5-1　医疗区块链企业诞生时间及数量

因为区块链是一个新兴的技术，所以，这些企业中以区块链为主营业务的公司诞生时间几乎都集中在 2015—2017 年。2015—2016 年诞生的企业主要以区块链底层技术开发为主要业务。单纯专注于医疗区块链企业主要诞生在 2017 年，此时区块链技术逐步开始向行业应用落地，才逐步出现了金融、医疗、保险等领域的具体项目。

国内企业在区块链技术中跟进较快，所涉及的医疗细分领域也比较丰富，特别是进行基础技术开发的企业不在少数。

从企业的融资轮次分析，相当多的医疗区块链企业没有明确的投融资信息披露。已经披露的企业进行种子轮／天使轮融资的居多，如图 5-2 所示。进入 C 轮以后的企业往往是因为企业的其他业务获得融资，而后才进入区块链领域，特别是一些已经实现了 IPO 的大型企业，如 IBM、飞利浦和诺

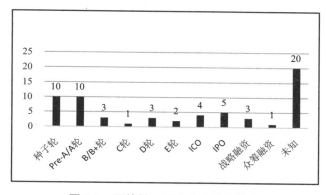

图 5-2　区块链＋医疗企业融资轮次

基亚等。这些巨头不会错过新技术的发展风口，甚至比一些中小型初创企业更愿意在早期接触新技术，完成技术储备。

值得一提的是，在区块链＋医疗企业中，出现了四家 ICO（首次币发行）企业。ICO 是区块链企业一种特殊的融资方式，其在我国境内是不合法的，所以这些 ICO 企业都是海外企业。

5.2.2　区块链＋医疗企业的行业背景

我们调查了目前的区块链＋医疗企业的行业背景。依据主题类型，将其分成了这样几个领域，如图 5-3 所示。

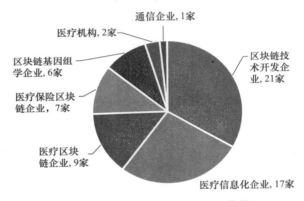

图 5-3　医疗区块链企业的行业背景

（1）区块链技术开发企业：区块链科技公司基于 IT 技术开发、云服务等能力，推出区块链相关服务（BaaS，Blockchain-as-a-Service），面向包含医疗机构在内的企业客户。

（2）医疗信息化企业：其原本为医疗信息领域的 IT 技术参与者，现在开始发展和区块链技术相关的开发服务，为客户提供区块链技术布局。

（3）医疗区块链企业：医疗区块链领域的初创公司，行业局限于医疗领域，针对区块链做专职开发。

（4）医疗保险区块链企业。

（5）区块链基因组学企业：在基因领域使用区块链技术的企业。

（6）医疗机构：医疗机构开发和应用区块链技术，优化传统业务 IT 流程，改造 IT 系统，优化医疗业务。

（7）通信企业：通信行业的相关企业。

区块链基础技术开发企业数量最多

从图 5-3 中我们发现，在这些医疗区块链企业中，数量最多的是从事区块链底层技术开发的企业。它们大部分都没有医疗行业的背景。这些企业大多专注于区块链技术的底层技术开发，生产不同应用场景的产品供客户选择，并提供外包或者合作服务。而医疗场景的应用则是这些企业能够提供的外包服务之一。正因如此，这类企业对其业务逻辑、医疗行业中的应用方式、区块链数据存储模式等的介绍大多比较模糊。

数量居于第二位的是原本处于医疗信息化领域的企业。这类企业之前所提供的产品，正是区块链技术要对其进行革命的中心化医疗数据存储系统。在区块链技术的影响下，它们开始涉足区块链业务的开发，以求在未来的去中心化时代抢得先机。

这类企业非常清楚地知道医疗数据的结构、数据来源、数据流向，所以在思考区块链＋医疗健康数据的结合模式时，能够更贴合实际应用场景。根据动脉网蛋壳研究院的调查发现，目前区块链＋医疗健康数据的应用虽然总体上在产品落地速度方面并不理想，但是具有医疗信息化背景的企业和医疗机构的沟通更顺畅，研发进度也更胜一筹。2017 年，这些企业大部分都还处于研发阶段，而到 2018 年已经开始和医院进行技术的落地实验了。但是限于医疗数据的敏感性，要实现医疗数据在区块链上的真正落地，还有很多障碍需要跨过。

排在第三位的是医疗区块链企业，它和区块链技术开发企业、医疗信息化企业具有一定的差别。区块链技术开发企业是做底层技术研发和外包方案的，行业跨界较多。医疗信息化企业以前没有应用过区块链技术，是先做医疗信息化系统，后涉及区块链的。而医疗区块链企业主攻区块链技术，但是仅仅局限于医疗领域的应用。

医疗区块链企业往往是近两年新建的，且其创业团队在区块链方面的技术实力较强。区块链技术开发企业提供的是技术服务，医疗信息化企业和医疗区块链企业都致力于执行具体的实施方案。医疗区块链企业业务场景单一，对医疗领域有清晰的业务模式构想。

医疗保险区块链企业的产品落地速度最快

医疗保险区块链是区块链技术在医疗场景中落地最快的方式。我们收集了七家医疗保险区块链企业的数据，国内的五家企业都采用从大病众筹模式切入，落地区块链保险场景。

保险和区块链技术最容易结合，大病众筹模式所需要的医疗机构的医疗数据量相对较小，保险理赔流程也相对简单。传统众筹模式中的病历真伪审核容易被钻空子，需要区块链来鉴伪求真、保留证据。

区块链基因组学企业主要分布在海外

基因组学领域的基因数据量非常庞大，国外已经有三家企业开始涉足相关技术的开发。这些企业的动机和目标几乎一致：将基因组数据从机构转移到用户手上。用户可以通过区块链来出售自己的基因组数据，研究组织或公司可以通过区块链来购买大量基因组数据，从而促进相关研究的发展。

这些企业的创始人大部分都是基因或生物领域的从业者。比如 Nebula Genomics 的创始人之一是乔治·丘奇，他被称作"合成生物学之父"，同时还是二代测序技术的发明者和 CRISPR 技术的早期推动者。

5.3 区块链 + 医疗落地场景

图 5-4 展示了一些区块链 + 医疗技术的落地企业。图 5-5 展示了区块链 + 医疗落地场景的统计情况。

我们可以从图 5-5 发现，区块链技术在医疗行业中应用最多的就是医疗健康数据的分布式账本记录，有 41 家企业涉及。因为电子病历是目前来看

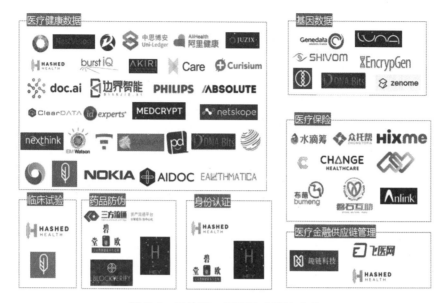

图 5-4 区块链＋医疗技术落地企业

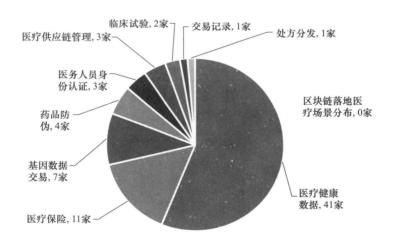

图 5-5 区块链＋医疗落地场景统计

医疗领域中痛点最多，变现比较容易，也是市场最大的一个医疗信息化细分领域。和人工智能＋医疗的企业落地场景分析类似，医疗影像是人工智能＋医疗领域的红海，医疗健康数据是区块链＋医疗领域的红海。

其中，医疗保险参与企业有 11 家，数量也是可观的，原因我们已经在前面做过简单分析，保险和区块链的结合相对比较容易，智能索赔可以明显降低成本。

　　基因数据交易参与的企业数排在第 3 位，有 7 家企业参与，但是都是海外企业。它们的发展思路基本都一致，让基因数据从医疗机构回归到个人，从而实现个人基因数据的交易。

　　其他应用场景的参与企业不多，我们可以把这些领域看成是区块链＋医疗应用的蓝海。比如药品防伪、医疗供应链管理等领域有清晰的商业模式，付费方和使用参与者清晰，数据求真、追溯的需求强烈，未来想要关注区块链医疗应用的企业也可以尝试在这些领域进行布局。

第六章

区块链 + 医疗领域企业案例

6.1 医疗健康数据

天医

天医（AI Doctor，AIDOC）是总部设立在新加坡的一个国际性 AI 智能医疗应用平台开发团队。天医在产品设计中，结合了区块链和人工智能技术，开发用户的医疗健康数据。

天医系统会为每一个注册用户免费构建一个利用 AI 与虚拟成像技术打造而成的"比特数字人"。随着人体各项生命体征数据及病理数据的不断上传，这个比特数字人的形象将会越来越丰满，并且越来越接近人们真实的自己。届时，人们只需通过实时观察虚拟环境中的"自己"，就能及时完整地了解自己的身体处于何种状态，并根据系统内置的 AIDOC 超能医生实时提供的最佳建议而做出相应的生活方式调整或进行有针对性的诊疗。天医不仅仅是一款可以为我们提供全天候守护服务的私人 AI 超能医生，它还拥有自主且不间断的学习能力，将一如既往、不知疲倦地为人类的健康护航。

天医通过 ICO 实现了融资，用户可以通过实时存储进个人"生命银行"账户的人体生命体征数据进行"挖矿"以获取 AIDOC 代币。天医获得了我国医拍智能公司的人工智能医疗战略技术支撑，通过其人工智能技术对

"比特数字人"进行技术支持，利用数据打造了超能医生。图 6-1 展示了天医医疗数据开发平台的架构。

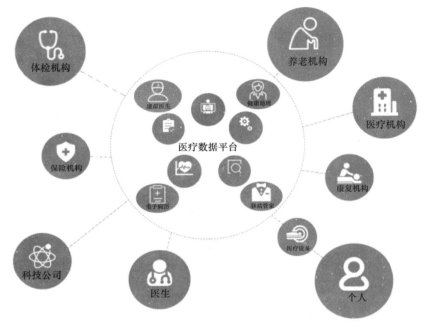

图 6-1　天医医疗数据开发平台

云巢智联

成都云巢智联科技有限公司是一家互联网科技创新公司，专注于云计算、大数据、区块链、人工智能等先进信息技术在医疗健康领域的落地应用。它在国内率先将原生云架构设计用于医疗信息集成平台产品的研发，并在区域级信息平台项目中取得了令人瞩目的成就：其完全按照 HL7 FHIR 国际医疗互操作标准实现了全区域级医疗机构间的实时互操作。

传统的信息化技术（如 IHEXDS）可以基于策略的安全访问解决一部分问题，但整体上依然有所欠缺，而刚刚兴起的区块链技术的安全机制刚好可以解决这一难题。因此，云巢智联开始投入到区块链＋医疗的研发中。

6.2　基因组数据

LunaDNA

LunaDNA 是第一家区块链基因组学公司。LunaDNA 是一个基因数据交易平台，用类似比特币的"Luna 币"把有基因数据需求的机构和能够贡献基因数据的个人直接联系起来。用户出售自己的基因数据，而机构花钱购买这些基因数据。

LunaDNA 公司的几个核心创始人都来自 Illumina 公司，他们正是因为看到了很多人测试了基因数据却没有将其充分利用起来，于是创建了这样一家公司。LunaDNA 和 Nebula 不同的是，Nebula 提供测序服务，用户可以用虚拟币去换取测序服务，而 LunaDNA 的业务流程则不然。

6.3 医疗保险

轻松筹

轻松筹成立于 2014 年，2016 年进入快速成长期。业务的发展、用户的壮大并没有让轻松筹停止思考。2017 年 7 月，轻松筹联合中国红十字基金会、中国妇女发展基金会、中国医药卫生事业发展基金会、中国华侨公益基金会、中华少年慈善救助基金会、北京微爱公益基金会等机构，共同启动了"阳光公益联盟链"。

"钱何时捐赠，由谁捐赠，何时进入基金会账户，筹款善款资金总量，基金会支出用途及资金拨付账户，这些信息经过脱敏处理后将被完整地呈现，而且自始至终由区块链技术自动生成所有数据，不再出现人为记账或反馈资金用途的情况，所有数据一旦生成均不可篡改，避免人为对账以及善款流向不明的问题。"谈及新启动的"阳光公益联盟链"完整运行所呈现的效果，轻松筹联合创始人于亮进行了如上描述。

在信息安全上，轻松筹还与公安系统进行了连接，对用户信息的真实性和信用做出评估；而与医院系统的对接，可以帮助医生及相关人员轻松了解病人病例的真伪，等等。在这一过程中，轻松筹开发的"智 AI"系统起到了关键性的作用。通过深度学习，人工智能可以主动去判断信息的真伪和项目救助的范围等数据。轻松筹的融资进度如表 6-1 所示。

表 6-1　轻松筹的融资进程

轮次	融资时间	融资金额	投资方
C 轮	2017.01	2800 万元	IDG 旗下成长基金领投，腾讯、IDG、德同资本、同道资本等跟投
B+ 轮	2016.06	2000 万元	腾讯，IDG，德同资本，同道资本
B 轮	2015.12	数千万元	德同资本，IDG
A 轮	2014.12	数百万元	IDG

众托帮

2016 年 12 月 7 日，互助平台众托帮上线"心链"平台，超 3 亿元资金涌入。"心链"是众托帮专门针对公益行业开发的产品，依托区块链技术，所有的爱心将被记录在"心链"上。这使得捐助金额、资金流向等信息公开透明，公益资金非法挪用成为不可能，这也让个人的爱心行为成了一笔客观的"数字资产"。

众托帮 CEO 乔克将其定位为：一个公益慈善公共账本，资金的流向都可以追溯，且不可篡改。通过区块链对资金流向的实时公示，让公众更直观地了解公益项目的执行方式和流程，从而解决善款公示的"最后一公里"问题。互助资金的拨付信息，对所有公众开放查询。同时，用户在众托帮购买大病互助医疗险的行为产生时，也会被区块链技术及时记录下来，如图 6-2 所示。

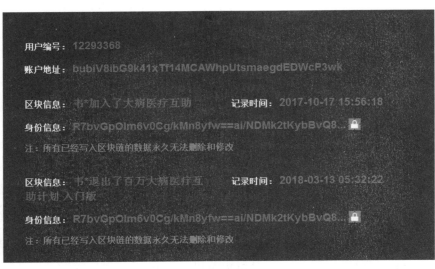

图 6-2　区块链技术记录医疗保险购买

6.4 医务人员身份认证

中医链

中医链是以欧碧堂团队为核心打造的基于区块链和云计算的底层技术支撑体系与分布式共享中医平台。在欧碧堂设计的中医链中，除了记录店铺交易金额、对药品真假进行防伪追溯之外，还实现了对理疗医师的认证管理。

欧碧堂在经营中出现了假冒药品，在理疗人才的管理上也出现了类似的状况，部分门店打着欧碧堂的旗号让非公司认证的理疗师提供服务，这令总部很难对其门店进行有效监管。使用区块链技术，可以对每名医师的学历认证资料、执业资质认证资料、专业培训认证等进行存证，便于患者核实。中医链融资进度如表 6-2 所示。

表 6-2 中医链的融资进程

轮次	融资时间	融资金额	投资方
天使轮	2017-04	300 万元	个人投资者

6.5 药品防伪

BlockVerify

BlockVerify 是一家位于伦敦的初创企业，它是一家基于区块链技术的防伪方案服务商，目前主打药品的追踪溯源。除了药品之外，它还能够对奢侈品、钻石提供防伪服务。BlockVerify 提供的鉴别类型包括伪造品、调换品、被偷商品、虚假交易。表 6-3 展示了 BlockVerify 的融资进程。

表 6-3 BlockVerify 的融资进程

轮次	融资时间	融资金额	投资方
种子轮	2016-02	未透露	True.
种子轮	2015-07	1.5 万欧元	Startupbootcamp

6.6 医疗供应链金融

飞医网

飞医网的前身是一家从事医药业务的独立法人企业，团队中的一些成员经过尝试，看到了医院物资采购的机会。目前，飞医网专注于打造医疗供应链平台，投资方为医疗 IT 整体解决方案提供商京颐股份。

飞医网成立于 2016 年，以"云＋端""院内＋院外"的方式搭建"N+1+N"模式的供应链管理云平台，为医院、供应商以及第三方机构提供云端高效协同、管控合规的采供存用一体化服务，推动医疗物资管理的精细化升级和数字化转型。飞医网的融资进度如表 6-4 所示。

表 6-4　飞医网的融资进程

轮次	融资时间	融资金额	投资方
A 轮	2017-08	4 000 万元	京颐股份
Pre-A 轮	2016-08	未透露	京颐股份

2018 年，飞医网发布了医疗供应链领域内首份区块链技术白皮书，它将深度融合区块链技术，对医疗供应链云平台进行技术升级，构建全新的医疗供应链生态圈，如图 6-3 所示。

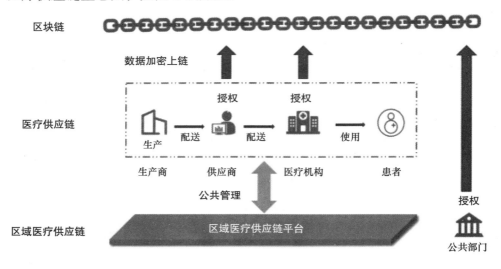

图 6-3　医疗供应链生态圈

飞医网采取"联盟链"模式，以部分去中心化的方式对用户的访问权限进行控制，形成安全、可靠的医疗供应链系统，切实保障医疗供应体系的安全。在融合区块链技术进行技术升级后，三类应用场景将得到显著提升：第一，数据加密，解决数据安全与数据共享的两难困境；第二，追踪溯源，对医疗物资进行溯源防伪，确保医疗安全；第三，资产数字化，实现数据存证、数字化资产交易。

6.7　临床试验

Florence

2017 年 9 月，利用软件促进临床研究的公司 Florence 和区块链资产担保公司 Verady 宣布合作开发医疗区块链应用软件，共同推进医疗和临床研究。

作为合作伙伴，Verady 的应用程序编程接口（API）将提供一个方便使用、标准化的表述性状态传递（ReST）接口，为 Florence 的客户降低使用区块链的复杂性。Florence 和 Verady 将与几家制药公司合作，共同开发用于管理患者和临床试验数据的开源区块链 App。

Florence 提供临床研究中发展最快的工作流程工具，为成千上万的临床研究者和研究赞助商管理病人和试验数据，而 Verady 负责开发通过区块链来确保资产安全的技术。

Florence 首席技术官安德烈斯·加西亚表示："Florence 和 Verady 的合作可以让研究机构和企业通过区块链更好地掌握病人数据。通过 Verady 应用程序编程接口管理的患者和临床试验数据，让研究团队能够在尊重患者权利的同时，使用兆兆字节级的患者数据。"表 6-5 展示了 Florence 的融资进程。

表 6-5　Florence 的融资进程

轮次	融资时间	融资金额	投资方
种子轮	2017-12	69 万美元	未披露

第七章

政府引导：区块链 + 医疗政策法规

7.1 监管与机会并存，征途漫漫的"区块链 + 医疗"

2013 年 12 月 5 日，为保护社会公众的财产权益，保障人民币的法定货币地位，防范洗钱风险，维护金融稳定，中国人民银行等五部委联合印发了《中国人民银行 工业和信息化部 中国银行业监督管理委员会 中国证券监督管理委员会 中国保险监督管理委员会关于防范比特币风险的通知》（银发〔2013〕289 号，以下简称《通知》）。

《通知》要求，各金融机构、支付机构以及提供比特币登记、交易等服务的互联网站如发现与比特币及其他虚拟商品相关的可疑交易，应当立即向中国反洗钱监测分析中心报告，并配合中国人民银行的反洗钱调查活动；对于发现使用比特币进行诈骗、赌博、洗钱等犯罪活动线索的，应及时向公安机关报案。

2017 年 9 月 4 日，中国人民银行、中央网信办、工业和信息化部、工商总局、银监会、证监会、保监会七部委联合发布了《关于防范代币发行融资风险的公告》（以下简称《公告》）。《公告》称，近期，国内通过发行代币形式包括首次代币发行（ICO）进行融资的活动大量涌现，投机炒作盛行，涉嫌从事非法金融活动，严重扰乱了经济金融秩序。

由此我们可以看出，区块链技术在金融方面的应用面临着严格的监管，但不可否认，它的行业应用空间和价值十分巨大。

"相比局域网，区块链更适用于广域网。当医疗体系真正互联互通时，区块链才有可能实现价值的最大化。当然，它的出现或将在一定程度上加快这一进程。但在我看来，十年之内，区块链在医院都不会有很好的落地。"中国医科大学附一院信息中心主任邵尉说。

武汉市中心医院信息中心主任左秀然则认为，区块链要真正进入医院，面临的问题主要还是技术成熟度的问题。"就和当初的集成平台一样，最开始它在医疗行业也没有应用案例，只是在金融行业运用过。所以区块链平台在武汉市中心医院落地时，遇到的困难并不是技术本身的问题，而是如何跟医疗场景结合使用的问题。"

一项新技术在新的领域落地的过程，会不断地发现问题、解决问题，周期漫长。这种吃螃蟹的行为，对医院管理者同样是一种考验和挑战。

针对这种新生事物与场景的整合，医院可能会先从局部创新环节开始验证。"例如，湖北省互联网医院项目采用的是中心部署，对加盟机构开放应用的模式。如果有可以探讨的区块链技术应用模式，我们也很乐意去尝试。"左秀然表示。

复旦大学附属华山医院信息中心主任黄虹则对区块链的未来进行了畅想："医疗发展到现在这一阶段，已经不单单是医疗的概念，同时也是大健康的重要一环。除了医疗结构之外，未来还会有很多的健康机构参与到体系中，医生个体便是其中一个重要的资源。区块链与大健康的结合，会产生很多的落地场景，前提是技术和商业模式的成熟和完善。"

区块链的相关政策标准

我国区块链技术的发展方兴未艾，2015 年 12 月，区块链研究联盟、区块链应用研究中心成立；2016 年 2 月，中关村区块链产业联盟成立；2016年 4 月，中国分布式总账基础协议联盟（China Ledger）宣布成立；2017 年

2 月，基于区块链的数字票据交易平台测试成功。

目前，国内区块链政策逐渐趋于明晰化，行业政策指导文件主要有 2016 年 10 月工业和信息化部发布的《中国区块链技术和应用发展白皮书（2016）》，2016 年 12 月国务院发布的《"十三五"国家信息化规划》以及 2017 年 5 月 16 日中国电子技术标准化研究院主导发布的《区块链参考架构》。

2016 年 10 月，工业和信息化部发布了区块链第一个官方指导文件《中国区块链技术和应用发展白皮书（2016）》，为行业发展提供了政策指引。《白皮书》总结了国内外区块链发展的现状和趋势，包含了金融、供应链、文化娱乐、智能制造、社会公益、教育就业等多个应用场景的技术应用，指出了区块链的核心技术路径，首次提出了区块链标准化路线图即标准框架体系，将区块链标准分为基础、过程和方法、可信和互操作性、业务和应用、信息安全五个大类。

2016 年 12 月，《"十三五"国家信息化规划》首次提到支持区块链技术发展，两次提及"区块链"这一关键词，强调加强人工智能、区块链、虚拟现实、大数据认知分析、基因编辑等新技术的基础研发和前沿布局。

2017 年 5 月 16 日，国内首个区块链标准《区块链参考架构》正式发布。中国电子技术标准化研究院、蚂蚁金服、众安科技、万向区块链、中国平安等 13 家活跃在区块链领域的企事业单位共同起草了《区块链参考架构》，帮助行业对区块链的标准化达成共识。

《区块链参考架构》的内容可分为八个部分，包括范围、术语和缩略语、概述、参考架构、用户视图、功能视图、用户视图和功能视图的关系、附录，系统性地描述了区块链的生态系统，对行业的参与者和核心功能组件进行了详细规定。

该架构重点在于解决四大问题：

（1）达成共识，对区块链定义和术语给予明确解释说明；区块链是一种在对等网络环境下，通过透明和可信规则，构建不可伪造、不可篡改和可追溯的块链式数据结构，实现和管理事务处理的模式；

（2）明确组件集成，使行业对技术组件运用有清晰认知；

（3）规范行业，通过视图传递相关的功能信息，规范行业标准；

（4）生态整合，在用户视图中将不同视角的用户引入区块链生态中。

2016 年，很多金融报告的发布加速了区块链技术的升温，但报告也声称医疗健康领域在这方面的进展比较缓慢。但 Gem Health 创始人温克尔施佩希特指出，医疗健康行业是最早应用区块链技术的行业之一。

区块链十分适合医疗健康产业的各个部分。很多重要的数据常常不能够被快速和低成本地处理，而这些问题可以通过区块链的分布式总账技术来解决。

医疗健康行业正在寻找可以运用区块链的地方：建立信息网络并在供应商之间传递信息、利用健康数据使人们变得更健康、在物联网设备中建立激励系统来奖励健康行为，等等。对于重要数据如病人数据以及诊疗数据而言，这些都是保证医疗健康系统日常运转的重要组成部分。此外，在以往，医疗机构很难获得一个病人的所有往期病史，因为很多病人的病史都是碎片化的，这对诊疗十分不利，而区块链被视为这些问题的解决方案。

当记录了一个文件或者哈希值，并将其放置于区块链上时，区块链将提供安全保障。数据将可被追踪，在任何位置都有时间戳，且很难被篡改。这是自动化运行系统中最基础的部分。

正如互联网的发展，让今天每个人都能够将其数据放在云端，从长远来看，区块链将在医疗领域发挥巨大的作用。

7.2　医疗健康大数据领域的政策和法律问题

2016 年 10 月 25 日，中共中央、国务院印发了《"健康中国 2030"规划纲要》。《纲要》是我国未来 15 年推进健康中国建设的行动纲领，其中特别强调发展健康产业和医疗大数据，培育健康医疗大数据应用新业态。由此可见，在国家政策的引导和激励下，医疗大数据有潜力成为未来健康医疗产业发展新的增长极。但与此同时，《纲要》也明确指出，需加强健康医疗大数据相关法规和标准体系的建设。

目前，健康医疗大数据领域因缺乏全面、细致、明确的指引和规则，其发展受到严重制约。虽然很多民营企业和外资企业都已迫不及待投身该领域并希望进行深耕布局，但受制于市场准入和产业政策的不确定性，目前尚在摸着石头过河，市场热情和活力并未得到充分、有效的释放。

健康医疗大数据的概念

"大数据"与"云计算""物联网"一样，均是近些年来伴随着新一轮产业革命的深入发展而涌现出来的新名词。根据 2015 年 8 月国务院印发的《促进大数据发展行动纲要》，"大数据"是以容量大、类型多、存取速度快、应用价值高为主要特征的数据集合。"健康医疗大数据"是"大数据"下属的一个分支，专注于"健康医疗数据"的集成和应用。

国家卫计委 2014 年在《人口健康信息管理办法（试行）》对"人口健康信息"进行了定义：人口健康信息是指依据国家法律法规和工作职责，各级各类医疗卫生计生服务机构在服务和管理过程中产生的人口基本信息、医疗卫生服务信息等人口健康信息。参照前述"人口健康信息"的定义，"健康医疗数据"应该主要是指个人免疫、体检、门诊、住院等健康活动所产生的数据。不过，随着可穿戴设备等物联网智能产品的普及，广义上的"健康医疗数据"还可延伸至个人使用健康医疗移动应用而产生的数据。

健康医疗大数据的价值和国家宏观政策

健康医疗大数据是一种高附加值的信息资产，虽然个体健康医疗数据对于医疗技术革新的价值有限，但通过对海量、来源分散、格式多样的数据进行采集、存储、深度学习和开发，我们可以从中发现新知识、创造新价值、提升新能力，从而进一步反哺健康医疗服务产业。因此，健康医疗大数据的发展关乎国计民生，具有重大的战略性意义。

目前，国家已陆续出台关于扶持医疗大数据发展的相关政策，初步做好顶层设计并构建出医疗大数据发展的宏伟蓝图。

2014 年，国家卫计委制定了"46312"工程，即建设国家级、省级、地级市、县级四级卫生信息平台，依托于电子健康档案和电子病历，支撑公共卫生、医疗服务、医疗保障、药品管理、计划生育、综合管理六项业务应用，构建了电子监控档案数据库、电子病历数据库、全员人口个案数据库三个数据库，建立了一个安全的卫生网络，加强了卫生标准体系和安全体系建设。

2015 年 3 月 5 日，李克强总理在第十二届全国人民代表大会第三次会议开幕式上提出，要制定"互联网＋"行动计划，"互联网＋"自此成为国家战略。而"互联网＋医疗行业"进一步推动了互联网与传统医疗行业的融合。

2016 年 6 月，《国务院办公厅关于促进和规范健康医疗大数据应用发展的指导意见》中指出，将推动健康医疗大数据资源共享开放。

2016 年 10 月 22 日，为推进和规范健康医疗大数据的应用发展，福建省、江苏省以及福州市、厦门市、南京市、常州市被确定为健康医疗大数据中心与产业园建设国家试点工程第一批试点省市。

2016 年 10 月 25 日，中共中央、国务院印发了《"健康中国 2030"规划纲要》，其中特别提到加强健康医疗大数据应用体系建设，推进基于区域人口健康信息平台的医疗健康大数据开放共享、深度挖掘和广泛应用。

发展健康医疗大数据面临的现实障碍

虽然在宏观政策层面，国家对于发展健康医疗大数据是鼓励和扶持的，但是具体到政策落地和具体操作，尚有多项现实性难点和障碍需要攻克和破除，主要包括以下两点。

（1）医疗健康大数据的共享和开放程度不高。

医疗卫生机构无疑是采集和存储医疗健康大数据的主力军，而且与基于移动医疗应用所产生的数据相比，源自医疗卫生机构的数据特别是电子病历数据（EMR），具有更高的准确度和商业开发价值。但是在目前的医疗体制下，医疗卫生机构很难有动力去共享这些数据，医疗卫生机构和医疗卫生机构之间、医疗卫生机构和社会公众领域之间，均存在不同程度的数据壁垒。数据孤岛效应一方面造成了患者数据重复采集和医疗资源浪费，另一方面也阻碍了医疗健康大数据的系统性开发和建设。

随着医疗体制改革的深入和医院信息化程度的提升，院际之间的数据壁垒有望被进一步打破。《国务院办公厅关于促进和规范健康医疗大数据应用发展的指导意见》指出，建立跨部门密切配合、统一归口的健康医疗数据共享机制；《"健康中国 2030"规划纲要》提到，要消除数据壁垒，建立跨部门跨领域密切配合、统一归口的健康医疗数据共享机制，实现公共卫生、计划生育、医疗服务、医疗保障、药品供应、综合管理等应用信息系统数据采集、集成共享和业务协同。

由此可见，未来在政府牵头和多部门协调配合下，健康医疗大数据的应用会得到系统性开发和建设，数据孤岛状况有望进一步改善甚至得到根本性破除。但是，未来这些医疗数据资源是否会向民营企业和外资企业开放以及可能开放的程度，目前尚未可知。另外，建设全国健康医疗数据资源集成和共享平台涉及多方监管部门和参与主体，实施起来存在较大难度，距离平台最终建设完成乃至进一步开发和利用可能还有很长一段路要走。在此期间，民营企业和外资企业只能通过开展双边合作的形式使医疗卫生机构共享数据资源，小心翼翼地探索健康医疗大数据的开发和应用。

（2）医疗健康大数据领域的法律体系亟待完善。

目前的法律体系尚不能很好地解释和界定医疗健康数据的权属问题，特别是医疗数据的所有权，导致实践中存在医疗健康数据的所有权到底属于患者个人还是属于医院的争议。有观点认为，医院和患者均参与到医疗数据的形成，因此理论上医疗健康数据是属于双方的；还有观点认为，医疗数据的所有权属于患者个人、控制权属于医院、管理权属于政府，第三方机构需借助政府支持和医院配合方能对其进行商业化开发和利用。健康医疗数据权属的模糊性，一方面掣肘着健康医疗数据的授权使用，另一方面也给患者的个人信息权保护提出了难题并埋下了隐患。

医疗健康大数据作为一种信息资产，在现行的法律框架下，如果医疗机构或经授权的第三方机构对数据进行了合法处理从而使其具有了智力成果或经济价值属性，那么这些医疗健康大数据可以在知识产权或商业秘密的框架下被予以保护；对于医疗机构和移动医疗运营商采集的与个人医疗健康相关的原始信息和数据，主要还是属于个人信息和隐私的范畴，可从人身权维度进行保护。

目前围绕个人信息保护的立法正稳步开展并趋向完善。《民法总则》将个人信息权从隐私权中分离，确立了个人信息权的独立地位，体现了互联网和大数据时代加强个人信息和数据保护的需求；随着公民个人信息权利意识的提高，立法机关可能会加快制定和出台个人信息保护单行法的进程；《中华人民共和国网络安全法》已于2016年11月经全国人大常委会通过并于2017年6月起实施，这是我国第一部全面规范网络空间安全管理方面问题的基础性法律。

值得注意的是，《中华人民共和国网络安全法》第四十二条规定，"网络运营者不得泄露、篡改、毁损其收集的个人信息；未经被收集者同意，不得向他人提供个人信息。但是，经过处理无法识别特定个人且不能复原的除外。"根据本条规定，数据控制人只有对合法收集的个人信息进行脱敏处理以达到无法识别个人且不能复原的程度，则对该等数据的处理和使用才可不受公民个人信息保护规则的制约。

发展医疗健康大数据的法律合规性建议

虽然在宏观政策层面，医疗健康大数据的发展是受引导和鼓励的，但其仍缺乏系统、细致的规则指引和规范。尽管如此，我们基于对行业实践的观察并结合当前的立法趋势，简要梳理总结了如下一些法律合规性建议以供参考。

规范医疗健康数据的采集活动

（1）如是通过自身或关联公司开发的平台收集医疗健康数据，总体上须遵循合法、正当、必要的原则，并通过隐私策略或其他方式明示收集、使用信息的目的、方式和范围，且经被收集者同意；

（2）如是依赖医疗卫生机构共享医疗数据，则需设置患者数据保护防火墙，通过有效的脱敏措施，使收集到的数据无法识别特定个人且不能复原。

值得关注的是，欧盟于 2016 年 4 月通过了《一般数据保护条例》，在这部堪称史上最严格的数据保护条例中，规定了个人数据处理的透明性、最少数据收集原则，并赋予数据主体随时撤销同意权、被遗忘权、可携带权等权利。

随着个人信息保护立法进程的深入推进和经济全球化进程的日益加深，我们在此提示并建议合规程度较高的跨国企业可以考虑比照适用。

数据本地化存储及境外传输

在目前强调网络空间主权的形势下，相关企业要做到在中国本地存储医疗健康大数据，确保对外输出数据不构成危害国家安全、国计民生和公共利益，并避免向境外传输具有一定敏感度的医疗健康数据。

《中华人民共和国网络安全法》第三十七条规定，"关键信息基础设施的运营者在中华人民共和国境内运营中收集和产生的个人信息和重要数据应当在境内存储。因业务需要，确需向境外提供的，应当按照国家网信部门会同国务院有关部门制定的办法进行安全评估；法律、行政法规另有规定的，依照其规定。"如果医疗健康数据处理平台属于关键信息基础设施的范围，则向境外输出该平台上收集和存储的"公民个人信息"须经相应的安全评估，而且即便能通过技术手段使得数据不再具有"公民个人信息"的特征，但该类数据还是有可能属于"重要业务数据"的范畴，从而在向境外输出时受到同样严格的限制。

完善安全保护技术措施

医疗健康大数据平台运营商应采取技术措施和其他必要措施，确保信息安全，防止在业务活动中收集的公民个人信息发生数据泄露、毁损、丢失的情况。在发生或者可能发生信息泄露、毁损、丢失的情况时，应当立即采取补救措施。此外，数据安全保护措施还须达到相应标准。《中华人民共和国网络安全法》还规定国家将实行网络安全等级保护制度。网络运营者应当建立内部合规系统，根据不同的安全等级履行安全保护义务。

其实，建立安全等级保护制度并非是《中华人民共和国网络安全法》首次提出的新要求，公安部、国家保密局、国家密码管理局、国务院信息化工作办公室四部委在2007年联合下发的《信息安全等级保护管理办法》将信息系统的安全保护等级分为五级，信息系统运营、使用单位应当按照《信息系统安全等级保护实施指南》具体实施等级保护工作；信息系统建设完成后，运营、使用单位或者其主管部门应当选择符合该办法规定条件的测评机构，依据《信息系统安全等级保护测评要求》等技术标准，定期对信息系统的安全等级状况开展等级测评，并履行相应备案手续。

在此基础之上，2011年，卫生部下发的《卫生行业信息安全等级保护工作的指导意见》中指出，国家信息安全等级保护制度将信息安全保护等级分为五级：第一级为自主保护级，第二级为指导保护级，第三级为监督保护级，第四级为强制保护级，第五级为专控保护级。重要卫生信息系统的安全保护等级原则上不低于第三级。

鉴于医疗健康大数据平台处理数据的范围和在此基础之上的应用开发主要涉及或着眼于医疗卫生行业，建议参照《卫生行业信息安全等级保

区块链 + 医疗：新技术赋能医疗的应用与未来

110

护工作的指导意见》的相关规定和标准建立和落实相关数据安全等级保护制度。

医疗健康大数据领域的外资限制

目前政策层面尚不存在限制或禁止外资参与医疗健康大数据领域的直接规定，但如果企业与外方或外商投资企业合作采集人类遗传资源或将其传输至境外，则须遵守《人类遗传资源管理暂行办法》（国办发〔1998〕36号）以及《人类遗传资源采集、收集、买卖、出口、出境审批行政许可事项服务指南》（2015 年 7 月 2 日）中的相关规定，由科技部批准之后方能实施。

医疗健康大数据领域的外资限制还可能体现在医疗健康大数据平台的运行方式和具体的业务结构层面，例如，跨国公司通过设立专业医疗机构方式布局医疗健康大数据领域，则会受到外商投资医疗机构的政策限制；如果跨国公司通过云平台、物联网平台或是基于区块链技术的 BaaS 平台采集和处理医疗健康大数据，可能还会涉及外商投资增值电信领域的限制；此外，跨国公司拟与医疗卫生机构就医疗健康大数据开展合作时，也可能遇到医疗卫生机构倾向于与非外资方开展合作的隐性商业壁垒。

总而言之，从事医疗健康大数据开发和应用是否存在以及存在何种外资限制，目前尚不能一概而论，须在具体项目中综合所涉及的数据范围、数据平台的运作方式以及具体的业务结构进行分析和判断。

7.3 《大数据产业发展规划（2016—2020 年）》的要求

工业和信息化部印发了《大数据产业发展规划（2016—2020 年）》，我们节选了和区块链有关的内容，供大家参考。

《大数据产业发展规划（2016—2020 年）》在第四点"重点任务和重大工程"中强调，（大数据产业相关企业及人员要）以应用为导向，突破大数据关键技术，推动产品和解决方案研发及产业化，创新技术服务模式，形成技术先进、生态完备的技术产品体系。

加快大数据关键技术研发。围绕数据科学理论体系、大数据计算系统与分析、大数据应用模型等领域进行前瞻布局，加强大数据基础研究。发挥企业创新主体作用，整合产学研用资源优势联合攻关，研发大数据采集、传输、存储、管理、处理、分析、应用、可视化和安全等关键技术。突破大规模异构数据融合、集群资源调度、分布式文件系统等大数据基础技术，面向多任务的通用计算框架技术，以及流计算、图计算等计算引擎技术。支持深度学习、类脑计算、认知计算、区块链、虚拟现实等前沿技术创新，提升数据分析处理和知识发现能力。结合行业应用，研发大数据分析、理解、预测及决策支持与知识服务等智能数据应用技术。突破面向大数据的新型计算、存储、传感、通信等芯片及融合架构、内存计算、亿级并发、EB 级存储、绿色计算等技术，推动软硬件协同发展。

培育安全可控的大数据产品体系。以应用为牵引，自主研发和引进吸收并重，加快形成安全可控的大数据产品体系。重点突破面向大数据应用基础设施的核心信息技术设备、信息安全产品以及面向事务的新型关系数据库、列式数据库、NoSQL 数据库、大规模图数据库和新一代分布式计算平台等基础产品。加快研发新一代商业智能、数据挖掘、数据可视化、语义搜索等软件产品。结合数据生命周期管理需求，培育大数据采集与集成、大数据分析与挖掘、大数据交互感知、基于语义理解的数据资源管理等平台产品。面向重点行业应用需求，研发具有行业特征的大数据检索、分析、展示等技术产品，形成垂直领域成熟的大数据解决方案及服务。

创新大数据技术服务模式。加快大数据服务模式创新，培育数据即服务新模式和新业态，提升大数据服务能力，降低大数据应用门槛和成本。围绕数据全生命周期各阶段需求，发展数据采集、清洗、分析、交易、安全防护等技术服务。推进大数据与云计算服务模式融合，促进海量数据、大规模分布式计算和智能数据分析等公共云计算服务发展，提升第三方大数据技术服务能力。推动大数据技术服务与行业深度结合，培育面向垂直领域的大数据服务模式。

7.4　地方政府的助推和扶持

2017 年 5 月，贵阳市政府为加快贵阳区块链发展和应用工作，成立了基金筹建工作组。

贵州区块链产业创新基金总规模为 6.51 亿元。其中，30.721% 由贵阳市出资，69.279% 采取市场化运作，募集社会资本，主要用于支持大数据及区块链相关企业发展。

据悉，基金前期投资相对安全稳定的项目及优质公司。基金投资方向重点集中于区块链、大数据相关的新金融、新消费、人工智能、文化创意、健康医疗、互联网＋科创型企业等领域。

2017 年 6 月，为加速推进区块链发展和应用，促进区块链各类要素资源集聚，贵阳市发布了《关于支持区块链发展和应用的若干政策措施（试行）》。

此政策措施由贵阳区块链发展和应用推进工作指挥部牵头制定，主要围绕《贵阳区块链发展和应用》白皮书的总体布局及有关要求，鼓励贵阳创新型区块链企业发展，加大对区块链重大创新及成果转化项目的支持力度，加强区块链创新创业人才的引进培养，鼓励和支持区块链场景应用孵化器建设，支持和鼓励区块链企业上市，具体支持形式包括资金补助、奖金激励、税收优惠、贷款支持、房租补贴等。

例如，对于在主板上市的区块链企业可给予 1 000 万元奖励；入选贵州省"百人领军人才""千人创新创业人才"的区块链创新创业领军人才，每人可获得 100 万元或 50 万元的奖励，等等。

7.5　区块链公司孵化加速器

　　新链加速器是国内首个服务区块链方向初创团队的加速器，致力于找到区块链方向优质初创团队，基于万云区块链在全球丰富的行业资源，在从业务场景、用户、产品设计、区块链技术和资金等方面为团队提供快速发展的关键要素支持。

　　新链对每个团队进行一对一商业化应用的梳理和优化，提供针对性技术指导和业务发展协助，全面提升其区块链技术的实现能力和业务及产品创新能力，推动其加速发展，如图 7-1 所示。

 赋能式商业生态环境的融合
建立万向系产业链与创业团队间的智慧纽带，帮助彼此构建或优化创新的商业模式和商业能力，全方位打造创新生态圈。

基于区块链的业务创新支持
一对一推进或跟踪创业团队产品/商业模式的迭代，确保创业团队稳步向前发展。

 全球区块链社群专家资源支持
汇集来自社群的领袖，构建精英深度互动平台，在融合中更好地运用区块链技术，支撑商业创新模式。

 开放的区块链技术底层支撑体系
开放万云区块链平台，为创业团队提供平台咨询，以及提供针对需求及项目管理的敏捷开始培训和技术支持。

图 7-1　新链加速器四大能力

8.1　全球区块链发展五大趋势

美国媒体 CoinDesk 2017 年发布了"全球区块链现状报告"，深入研究了快速发展的加密货币行业及其底层技术，该报告覆盖了公共区块链、企业区块链、首次币发行、投资以及监管等话题，另外还对 3000 多名投资者的加密货币投资及情绪进行了调查。

该报告阐述了全球区块链发展的五大发展趋势。

1. 加密数字货币创造历史纪录

经历过"分叉"所导致的不确定性后，比特币价格一路飙升，并创下多个纪录。与此同时，比特币的主导优势也降至历史新低。

截至 2017 年第四季度，全球加密数字货币市值突破 6 000 亿美元，几乎相当于阿根廷的 GDP。

2. 首次代币发行和风险投资创新高

截至 2017 年第四季度，首次代币发行的资金规模为 32.3 亿美元，而风险投资规模为 2 亿美元。相比之下，比特币分叉募集的资金是首次币发行的 8 倍多。TGE（代币生成事件）融资 440 亿美元，而首次币发行融资 50 亿美元。

比特币期货的市场兴趣较高，但成交量不大。大型投资者卖空，小型投资者买进。

3. 企业区块链市场将继续增长

CoinDesk 预计，到 2025 年企业区块链年营收将从 2016 年的 25 亿美元增加到 199 亿美元，年复合增长率为 26.2%。

4. 亚洲：更严格的监管可能即将来袭

2017 年第四季度市场充满恐慌，最终导致韩国对加密数字货币交易进行严格监管。韩国针对加密数字货币交易采取新的监管措施，以限制投机。

5. 82% 的消费者没有借贷购买加密数字货币

82% 的消费者没有因为购买加密数字货币而借贷；对于借贷购买加密数字货币的消费者，52% 已经还贷。94% 的消费者每天都关注加密数字货币的价格。

10.9% 的消费者认为加密数字货币出现了泡沫，大部分人的看法是"略微有点"泡沫。

8.2　区块链 + 医疗企业探访 1：麻省理工学院区块链项目 Enigma

解决数据共享与隐私之间的矛盾，找出数据的潜在价值，对于互联网医疗来说，既是挑战，又是机遇。尽管运用中央数据库（云储存）在实施上可能更为简单（被大企业所垄断，初创公司难以介入），但是采用了隐私最大化算法的分布式网络可以以最安全的方式进行数据处理，显然更符合社会道德要求及 HIPAA 法案等其他法律监管要求。为解决以上问题，Enigma 应运而生。

1. 双重加密的 P2P 网络

Enigma 协议是麻省理工学院 OPAL-EAST（具备公平、问责制、安全性和透明度的开放算法）的一部分。该系统采用了 Secret-sharing（秘密共享）和 MPC（多方计算）这两个核心密码结构。

Enigma 采用的第一个密码结构是 Secret-sharing，它指的是将给定的数据项"分割"成多个密文片段（称为"shares"），然后将其分开存储。当用户试图访问时，获得的单个密文片段以乱码形式表现。若要访问完整的数据，需要获得最小或"阈值"数量的密文片段并运用反向密码计算进行合并。例如，在军事领域，一些关键指令需要解锁三个密匙中的两个，命令（例如激活导弹）才能执行。

Enigma 采用的第二个密码结构是 MPC。MPC 方案试图解决一组实体需要共享某些共同输出（如计算结果）的问题，同时不侵犯个别数据项目的隐私。例如，计算一组患者的平均血压信息，如果去掉某一个患者血压信息的原始数据，结果就会发生改变。

2. 将 Enigma 应用于精准医疗

《区块链和健康 IT 技术：算法、隐私和数据》白皮书对一个能够保证数据安全、机密、完整和可用的平台——OPAL/Enigma 进行了阐述。该方案的提出是为了响应美国前总统奥巴马在 2015 年发表的关于"精准医疗"的演讲。

OPAL/Enigma 系统分为数据储存库、加密基础设施和区块链三个部分：

数据储存库

该项目的数据储存库是一个建立在对等网络（P2P）中的分布式数据储存结构。数据在其储存库中进行加密，因此，在程序运行结束后不会释放原始数据。

该数据库绑定了特定的智能合约，合约要求访问者必须提供具有权限的数字身份凭证才能访问数据库。在访问的过程中，系统会在区块链中生成可审计但不可更改的记录，如密码分布账或权限区块链。

加密基础设施

OPAL/Enigma 的加密算法建立在 P2P 网络和区块链之上，Enigma 同时使用了两个密码结构（Secret-sharing 和 MPC），以便于在进行数据交换时保护数据的安全。

Enigma 系统将 Secret-sharing、MPC 在对等网络层上结合。这三种计算模式（Secret-sharing、MPC 和 P2P 节点）的结合为解决当前数据隐私方面的问题以及组织机构存储或处理大量数据的需求提供了新的可能性。

区块链

区块链在 OPAL/Enigma 系统中主要起控制作用，为医疗信息的存储和分析创造一个安全公平的环境，保障整个查询过程可追溯、可审计。OPAL 提供的查询智能合约能够克服共享与隐私的矛盾。

如果用户需要查询数据，则通过查询智能合约进行身份验证，然后将分布在各个节点的数据汇集在查询节点，解密生成完整数据。由于每个节点储存的信息在汇集前均是没有意义的乱码，节点持有信息但无法获取信息，这保证了信息存储的隐私。

查询智能合约将查询者的授权要求编码通过合约要求记录在区块链中。该智能合约经过专家审核后可以安全地进行数字签名，并将查询记录存储在区块链的节点上，以便追溯。

3.Enigma 在不断发展

现在，Enigma 是一种隐私协议，可存在于区块链的底层。

Enigma 解决了区块链的可扩展性（上述案例便是对区块链的一种扩展）和隐私问题（运用上述加密方式）。Enigma 的"秘密合同"允许相关方在 Enigma 网络中的节点上处理数据（正常情况下不能直接在区块链上处理数据），同时保持私密性。通过这个创新的架构，Enigma 团队开展了一系列真正分散和安全的方案，在区块链上构建创新应用。

Catalyst

Catalyst 是第一个建立在 Enigma 协议上的应用程序，是推动数据驱动的投资和研究的革命性平台。Catalyst 以基金交易员、数字货币投资者、数据管理者等用户群体为对象，帮助用户分享和整理数据，从而构建有利可图的数据驱动投资策略。

为了保护交易员的技术知识产权，用户能够看到交易员的投资组合，但看不到具体的策略设计。用户能够根据官方或其他用户的操作记录获取准确的预期回报率，且不需要掌握丰富的投资知识即可进行操作。

Melonport 公司也定位于数字货币的资产管理，其市值达到了 4 700 万美元，并已经推出应用。该公司将 Enigma 视为主要竞争对手，但 Enigma 团队却并不这么认为。Enigma 建立在成熟的数据市场之上，而 Melonport 还在草创自己的数据市场；与此同时，Enigma 代币不像 Melonport 代币那样存在通货膨胀。

分布式数据市场

假设所有人的医疗健康数据已经录入电子健康病历，那么必然会出现一个市场用于满足不同企业对不同类患者的资料需求。

如果一个人或企业将数据出售给第三方，第三方可以转售所购买的数据，如此下去整个市场会逐渐崩溃，因为信息在转售过程中会不断贬值。

Enigma 团队认为，只有使用隐私保护计算，即解决数据转卖问题，数据市场的数据提供者才能保留其数据的真正使用权。基于以上问题，Enigma 团队推出了分布式数据市场。

Enigma 的分布式数据市场还在测试阶段。该数据市场允许人们、公司和组织贡献数据，系统的用户可以订阅和使用数据。区块链是网络的控制器，脱链网络则处理所有其他事情。

基因组数据交易

根据 Enigma 官方网站的估计，解决基因组数据交易问题可以带来 100 亿美元到 500 亿美元的价值。

目前基因测序公司创建了一个市场，用户的基因组数据在这个市场上被出售给制药公司。当用户同意此类服务的条款和条件时，便将基因组数据的全部权利转交给基因测序公司。然后制药公司购买这些数据以用于研究基因组与某一疾病间的关联。

但是这样的产业链明显存在瑕疵，由于制药公司和用户之间没有沟通渠道，它们无法将患者习惯（饮食习惯、吸烟／饮酒等）纳入分析。

同时，区块链理念本身就是要剔除交易过程中的中间商，以实现商业间的直接交流。如果能建立一个去中心化的代码库，制药公司就能更好地进行药物研究，用户也能获得更多的收入。

居住在巴西圣保罗的秘鲁企业家卡斯蒂利亚很早以前就有过建立"亚马孙代码库"的想法。该代码库的理念是用区块链建立一个生物信息数据库，集合亚马孙流域的生物信息。研究者通过跟踪这些生物信息的流动情况（如谁在用这些信息，他们用这些信息做什么），进一步分析亚马孙河的商业价值。

医疗数据的人工智能

医疗数据的隐私与共享一直是互联网医疗中老生常谈的问题。由于医疗数据未成产业，这本来应该是一场学者之间的以实践和思维为主导的研究竞争，现在却仍然处于医疗数据竞争阶段——机器学习初创公司需要与医疗服务者一起处理冗长的 NDAs（保密协议）。

如果能将这些保密协议变成智能合约，医疗机构就能够向机器学习初创公司或研究人员出售这些数据。

智能合约自带规范功能，通过智能合约形成的数据存在一致性。交易进行的过程也自然成了医疗数据统一的过程，这个过程自然而然地解决了现阶段 EHR 缺乏标准化的问题。

区块链技术自身需要升级，也需要更多像 Enigma 这样的团队从技术上入手，借助现有平台开发更多的 DAPP（即现有的 DAPP 如 CryptoKitties 本质上依然是投机工具）以丰富区块链市场，解决扩展问题和隐私问题，脱虚向实，让区块链发挥其真正潜力。

8.3　区块链＋医疗企业探访 2：BurstIQ 数据型医疗区块链企业

我们身处于大数据时代，也徘徊于数据孤岛之间。

你在做什么？个人兴趣是什么？身体状况如何？公司想得到这些数据，研究人员想研究这些数据。他们每天都在寻找新的方法来收集更多数据。

黑客自然了解其中的价值：全球四分之一的安全漏洞与医疗行业有关，它们为健康数据的交易创造了一个价值数十亿美元的黑市，也为健康服务提供商带来了同等价值的经济负担。

然而，我们作为数据的拥有者，却无法得到它，不了解它，也无法控制谁使用它。这便构成了当下的最大问题：数据作为一种有价物，常常被企业作为一种私有财产储藏，但与整个行业的数据库相比，这种单一来源的数据的价值显得微不足道，且随时存在泄露风险。

BurstIQ 成立于 2015 年，试图在不违反 HIPAA 法案的情况下解决数据孤岛问题，同时拓宽现阶段用户对自身数据的不完整的控制权，最终建立一个基于区块链的数据共享平台。它被 CB Insights 网站认定为医疗领域顶级的人工智能公司之一。

在过去的两年中，BurstIQ 逐渐发展成一个全面运营的平台，拥有可持续的收入来源，多个大型企业客户，以及数十万的用户。

BurstIQ 平台利用区块链和人工智能技术，将不同来源的数据集中到一个数据库中。在其前 12 个月的运营中，BurstIQ 一共处理了 250 亿个数据点。

1. 多方共赢

BurstIQ 从一开始就构想了一个完整的生态系统，区块链是连接这个生态系统的工具，它将各个孤单的数据源连接成一个整体。

用户体验

在这个生态系统中，BurstIQ 将为这个世界上的每一个人建立一个 LifeGraph 账户。由于这一账户的存在，用户可以通过单一平台访问他们的所有健康数据，并享有对数据的绝对控制权，这将颠覆今天用户数据的控制权归属情况。

BurstIQ 能帮助用户访问和控制的数据不仅包括医疗数据（EMR），还包括遗传／分子诊断数据、行为健康数据、药房数据、健身数据、营养数据等。用户有权利在合适的情况下共享、出售数据。

用户可以使用健康钱包与医疗服务提供者共享自己的病史。例如，当用户更换保健服务者时，BurstIQ 将在健康钱包里保留更换前后两位保健服务者的服务记录。同时，用户可以自由地授予他人访问自己整个病史的权限。

保险公司与医疗机构

BurstIQ 平台能够帮助企业迅速找到合适的客户。例如，一家公司可能会提供针对卵巢癌恶化标志物的精准医学检测。它可能希望向具有卵巢癌家族病史的女性销售这种检测服务。通过使用 BurstIQ 平台，公司可以直接联系到符合其标准的用户。这将大大提高信息转换率，降低营销成本，同时为客户提供"个人定制"的医疗服务。

保险公司运用 BurstIQ 的深度学习功能和智能合约，可以制定出更为合理的保险合同，同时防止保险欺诈现象。生物技术公司及制药公司在寻求临床数据时有了更便捷的渠道，能更快地找到基因组学、蛋白质组学的参与者，并与他们进行交流。

2. 平台的构成

BurstIQ 平台由三个不同的服务层组成：安全数据网格、LifeGraph 和生态系统。

安全数据网络

一个真正的通用健康数据平台必须具备端到端的数据权限管理、安全的数据存储、无可争议的监管链和先进的数据安全技术。只有具备以上条件，平台才能保证个人的隐私安全。

BurstIQ 认为，静止状态的数据处于风险之中，运动状态的数据才能保证安全。所以，BurstIQ 利用密码学技术和专有保护方案来确保数据始终处于运动状态，并对链系统中的每一层进行加密。

传统区块链存在不可扩展的问题。区块链的 TPS（每秒事务处理量）实际上受到区块本身的限制。比特币等代表性区块链需要 10 分钟或更长时间才能确认交易，且 TPS 仅为每秒 7 次交易。

BrustIQ 区块链的 TPS 可达 10000 次 / 每秒。它的共识机制同时包含了工作量证明和 DPOS，在一定程度上可以节约运行链的能源消耗。

LifeGraph

LifeGraph 是整个 BurstIQ 平台的核心，用于创建经过身份验证的数据对象（即个人的健康数据）的关系图。数据使用权限、安全性和值属性被嵌入每个数据对象的信息库中。

构建平台的主权和相应的智能合约需要一种强大的机制作为前提条件。为了满足这种需求，LifeGraph 为每个人创建了一个独特的健康身份，这可以保护用户在不同存储库中的个人身份，同时便于智能合约的执行。

生态系统

BurstIQ 平台包含一个专门构建的平台服务层，以促进外部企业利用底层数据和技术开发第三方产品和服务。这些服务层可以提供高度多样化的解决方案，如深度学习、商业分析、区块链管理、临床研究等。

企业和个人可以互相合作，以帮助企业设计新的关怀模型、测试研究假设、优化业务运营。

应用程序开发人员可以使用各种协议直接在平台上开发程序。

通过以上应用，BurstIQ 可以构造一个完整的闭环社区，到那时，BurstIQ 将发挥其最大价值。

3. 谁在领导 BurstIQ

BurstIQ 的创始人兼 CEO 弗兰克·里科塔拥有 30 年的企业管理经验，在网络安全和机器智能领域拥有多项专利。他曾在美国空军服役，拥有美国空军学院的计算机科学专业学士学位、圣玛利大学的工商管理硕士学位。

联合创始人布莱恩·杰克逊参与了 BurstIQ 平台的开发。他是一名企业安全和企业云基础架构平台的专家，曾出版了多本著作。在加入 BurstIQ 之前，布莱恩领导的 Cloud Engineering 旨在向医疗保障领域的企业提供咨询服务。

泰森·亨利为 BurstIQ 平台开发了许多关键技术。他之前开发的产品和服务涵盖各个行业，其客户甚至包括空军天气预报中心。

融资状况

2017 年 11 月 14 日，BurstIQ 宣布为山间医疗保健公司与战略合作伙伴 EmpiricHealth 提供首个主流 OEM 区块链数据记录集成。总部位于犹他州的医疗巨头山间医疗保健公司使用 Empiric 技术（以前称为 ProComp）降低了超过 9000 万美元的成本。

此前，BurstIQ 曾在 2018 年瑞士达沃斯世界经济论坛上发起了私募融资，计划募集 2000 万美元。会议之后，Millennium 区块链向 BurstIQ 投资 500 万美元。

对于本次投资，Millennium 区块链董事长恩佐·维拉尼表示："目前，区块链公司的数量并不多，而在医疗保健行业里的区块链案例就更少了。现阶段唯一能够盈利的区块链医疗企业——只有 BurstIQ。我们非常高兴能够支持该公司的发展。"

截至 2017 年 3 月，BurstIQ 的 A 轮融资总获 540 万美元。

国内的区块链企业不少做着与 BurstIQ 同样的工作，包括云巢智联、边界智能、魔链科技等。BurstIQ 的发展史可作为协助国内区块链企业运营的一份优秀教材。

8.4　区块链 + 医疗企业探访 3：Medicalchain 与 Groves 搭建医疗支付区块链平台

2018 年 2 月初的首次币发行（ICO）让区块链初创公司 Medicalchain 着实风火了一回。该公司在 2 月 1 日启动 ICO，几乎立即达到了 2400 万美元的 ICO 限额。3 月，Medicalchain 又与英国医疗集团 Groves 达成合作，计划建立新的区块链，以供 Groves 医疗中心的 3 万名用户使用加密货币进行支付。

Medicalchain 继续高歌猛进，不断向现阶段电子健康信息方面的问题发起冲击。

1. 对症下药

Medicalchain 的目标是建立一个能够支持其他数字医疗应用发展的平台，这些应用程序将由健康数据驱动，并通过智能合约进行保护。这个平台能解决现阶段电子健康病历的种种缺陷。

2. 互操作性缺失

在现阶段，大量的电子健康病历均缺乏互操作性，患者将数据提供给供应商后便失去了对数据的控制权。患者若需要访问他们的医疗记录，通常需要向他们的服务提供商提出申请并支付相关的管理费用。

如果患者同意向 Medicalchain 提供数据，Medicalchain 将免费提供节点以供数据存储。一旦完成此项工作，患者可以使用 Medicalchain 应用程序自行决定是否进行访问，无须支付额外的费用。如果患者丢失了这些数据，或者需要发送原始数据的副本，Medicalchain 也能提供免费的下载服务。

通过使用符合数据的存储节点以及无边界区块链技术，用户可以在旅行时随身携带健康记录信息。随着远程医疗服务允许用户与其他国家的临床医生交流，医疗服务将变得无国界，这对于经常出差及出国的旅客尤其有利。

3. 医疗失误

医疗失误是导致患者死亡的第三大原因，全球每年有数百万人因医疗失误死亡。导致医疗失误的最常见原因是医生了解不到患者的所有信息，缺失的信息也许包含了不可忽视的病史。这些信息可能存在于其他数据库中，也可能已经被销毁。

医疗健康数据上链以后，Medicalchain 可以将患者的个人信息安全、全面地储存；病人更容易获得自己的信息；医生可跨越医院、地区，甚至国家的限制访问患者的信息。这都将减少医疗失误所带来的死亡。

4. 保险赔偿与保险欺诈

现行的中心化数据储存方式存在数据缺乏安全，没有统一格式的问题。系统运行缓慢，死板且不透明。当发生索赔问题时，患者将使用健康计划确定他们将支付多少费用。

在索赔过程中需要商定多种复杂的协议，调用多个不同系统的电子健康记录，因此，完成整个索赔过程需要 3-5 周的时间。预计到 2018 年，保险账单相关成本将达到 3150 亿美元。

平均而言，患者健康信息在黑市中的价格是信用卡卡号的十倍。医院理所当然地成了黑客们的主要目标，而传统的存储服务很难保证数据安全。

事实上，医疗行业发生的数据泄露情况比任何其他行业更为频繁。由此可见，保险业深受数据安全问题及信息不对称的损害。据美国联邦调查局估计，美国一年内发生的保险诈骗数额约在 4000 万美元左右。

Medicalchain 能将各种复杂的协议编成智能合约。当发生保险赔偿时，智能合约能根据事件的类型、涉及的金额进行自动理赔。程序化的设计也可防止患者的骗保现象，消除保险欺诈行为。

5. 隐私保护

Medicalchain 尝试开发双区块链：第一个区块链使用 Hyperledger Fabric 构建，用于控制用户对健康记录的访问。第二块区块链由以太坊上的 ERC20 令牌驱动，是 Medicalchain 平台的所有应用程序和服务的基础。

Hyperledger Fabric 是一类包含许可声明的封闭式区块链，只有通过身份认证的医生和药剂师才被允许访问该链。患者能控制访问信息的对象，访问内容的范围以及访问时间的长度。

从社会和法律角度来看，医疗信息通常都高度敏感。因此 Hyperledger Fabric 这样封闭的区块链有助于保留此类应用程序所需的必要隐私。

Medicalchain 的精英团队

阿卜杜拉·博士是 Medicalchain 的首席执行官和创始人，也是一位著名的医生。待在英国国家医疗服务体系（后文简称 NHS）的那段时间让他感触颇深。在工作中，他深感医疗系统效率低下、医患沟通不畅。由此，他认识到，区块链可能是解决当下问题的唯一手段。

Medicalchain 的联合创始人莫·塔伊布曾领导了英国最大的个人保险公司之一 morethan.com 的发展。在此期间，莫建立并开发了一个系统来降低在线欺诈，为公司节省了超过 4000 万英镑。

现在，Medicalchain 团队总共拥有 22 名成员，包括一系列医生和医疗专家，以及 IT 人员和开发人员。他们中有 6 人拥有在 NHS 工作的经验，每个人都拥有很强的专业知识。

阿卜杜拉博士过去在 NHS 的工作经历促进了 Medicalchain 与 NHS 的合作。现阶段只有少数 NHS 医院在试验 Medicalchain 的数字化系统，但随着技术的进步，合作的数量肯定会快速增长。

2017 年，路易斯安那大学医院和伊丽莎白女王医院开始使用 Medicalchain 的技术。

现在 Medicalchain 已经有了一个令人印象深刻的用户名单，包括超级账本、Coinsilium、Linux 基金会和 NHS。

Medicalchain 的竞争对手

区块链应用还不成熟，未来估值的可信度不足，所以使用区块链技术进军医疗领域的企业屈指可数。现在，同样尝试打造基于区块链的医疗护理生态系统的企业还有 MediBloc 与 Medishares。

Medishares 是由新加坡非营利性机构 Medishares 基金会设计开发，是一个基于以太坊的、去中心化的、开源的相互保障合约市场。该公司原定于 2017 年 9 月 8 日在国内进行 ICO 首次币发行，但由于七部委联手介入监管，并将 ICO 定性涉嫌非法集资，所以该 ICO 已于 2017 年 9 月全面暂停。

　　MediBloc 是一个基于区块链的医疗护理生态系统，以韩国市场和中国市场为发展起点，已经发起了三次 ICO。第三次 ICO 于 2017 年 11 月 27 日开始，2017 年 12 月 15 日结束。第三轮 ICO 共预售价值 3 亿美元的代币，项目结束后完成 71% 的目标。至今为止，该代币无法进行交易。

　　相比之下，Medicalchain 的 ICO 非常顺利。虽然这次 ICO 过程准备不足，但公司在 2018 年 2 月 1 日启动 ICO 后，几乎立即达到了 2400 万美元的 ICO 限额。这显示了投资者对 Medicalchain 的信心。

　　Medicalchain 非常善于利用媒体的优势，其团队常常通过 YouTube 和推特与用户进行交流，并回答用户提出的问题。现在，它已经建立了一个强大的用户社区，社区用户多达 20 万人。

6. 近期发展

　　2018 年 3 月初，Medicalchain 与英国医疗集团 Groves 达成合作。医疗区块链上线后，近 3 万名患者可以在 Groves 旗下的四个医疗中心使用加密货币进行支付。Groves 因此成为首个应用区块链并接受加密货币支付的医疗机构。

　　该试点项目是 Hyperchanger 区块链项目下研发的第一个基于 Medicalchain 平台的应用程序，该平台允许患者通过区块链技术管理医疗服务，并向其提供灵活的远程医疗服务。

　　此项目于 2018 年 7 月启动。Groves 将为注册的患者创建一个免费的钱包，用于保存和管理他们的健康记录。新创立的平台将激励患者使用 Medicalchain 发行的电子货币 MedTokens 支付远程医疗等服务。

　　完整的 Medicalchain 平台将于 2019 年上线，若该区块链能够如同描述中的那样解决上述问题，并能为患者、机构所接受，它的价值将不可估量。

　　Medicalchain 首次币发行结束后，它的 Medtokens 价格飙升，投资者收到了 10 倍的回报（ICO 单人限额 5000 美元）。据称，Medicalchain 的 ICO 是加密货币公开发行史上募资最快的 ICO。

Medicalchain 能否在继续书写它的传奇故事，让我们拭目以待。

8.5　区块链＋医疗企业探访 4：Nebula 的区块链技术进入基因测序

2001 年，第一个人类基因组测序的成本为 30 亿美元，而到了 2018 年，这个价格下降到 1000 美元。科技的进步带给医疗利益相关者巨大的盈利空间，据麻省理工学院 Enigma 项目的粗略估计，未来基因市场的价值约在 100 亿美元到 500 亿美元之间。

基因检测成本的急剧下降给精准医疗带来了前所未有的发展机遇。通过基因检测，医生能查出你是否有较大的风险患癌症或老年痴呆。未来人们不再为患某种遗传病而传递悲伤，而是谈论基因检测带来的新生——由于持续的前瞻性的护理，从而避免了患上某种高概率发生的疾病。

机遇总是存在相对面，相对高昂的测序成本、日益严重的数据隐私问题、冗杂的基因数据都是发展精准医疗及数据交易必须克服的问题，这些问题制约着基因产业新模式的发展。

哈佛大学的遗传学家们自然看到了基因领域的暗涌，丹尼斯·格里申博士、研究生卡玛尔·奥巴德与遗传学家乔治·丘奇创立了 NebulaGenomics。

NebulaGenomics 计划以 1000 美元的价格为用户测序基因，向用户提供的基因检测结果，使用区块链对基因检测结果进行保护，并允许用户对数据做任何想做的事。

NebulaGenomics 团队

NebulaGenomics 的创始人之一乔治·丘奇是美国科学院与工程院双料院士，目前在哈佛大学和麻省理工学院担任教授。乔治·丘奇累计发表了超过 400 篇学术论文，并拥有 95 项专利。

1984 年，他开发了第一个基因组直接测序技术，在当年人类基因组计划中起到了推动作用。2005 年，他又参与发起了个人基因组计划。

乔治·丘奇教授认为，人们可以从自己的基因组数据中获利，比如，基因组数据对于生育决策的制定就有非常积极的作用。从长远来看，测序可以促进提高生活质量的理疗方法研发。

"为什么人们没有得到他们的基因序列？ NebulaGenomics 如何改变这种情况？现在，基因检测成本和对隐私的担忧使人们对这项技术（基因测序）抱有怀疑。即使价格下跌，大多数人也看不到其中的价值。Nebula 让我们有足够多的人去传播新的理念，我们一直在等待真正的技术转折点，现在它来了。"

哈佛大学的丹尼斯·格里申博士和研究生卡马尔·奥巴德是 NebulaGenomics 的另外两位创始人。其他的成员包括：奕真生物遗传学联合创始人兼首席执行官史墨存；领先的以太坊项目咨询公司 District0xandSourcerers.io 的创始人乔·乌尔戈；录音艺术家、词曲作者、投资者、演员和散文家 D.A. 瓦拉赫。

D.A. 瓦拉赫曾担任 SpaceX、Ripple、Emulate 和 Spotify 等公司的投资者和顾问，同时是 Inevitable 风险投资的创始人；他的音乐作品曾在《爱乐之城》中作为插曲出现。

整个团队如同 Nebula 名字本身——群星荟萃。这样一个完美的团队将带来怎样的星云？

行业痛点：大数据整理与中间商干预

人类的遗传信息有 99.9% 的部分是相同的。然而，就是这 0.1% 的差异，涵盖了超过 400 万种遗传变异。这些遗传变异是我们观察到的人与人之间差异的来源，包括身体特征、人格特征和疾病倾向。

通过个人基因组测序，我们可以得知身体隐藏的信息。这些信息可帮助我们对健康相关问题做出最佳的决策，包括计划生育、个人饮食和锻炼方案等。我们正在进入更加精确化和个性化的医疗时代，人们不再处于患病看病的阶段，而是转向预防护理阶段。

基因组数据集也可用于鉴定遗传变异与疾病之间的关联。这种关联可以帮助制药公司设计针对特定基因的药物。未来由基因设计指导的药物将更加个性化，更具针对性。

NebulaGenomics 发现，研究人员、制药公司和生物技术公司受基因组数据量不足、表型数据质量不确定、数据采集效率低下等问题制约。他们对处理基因组大数据所需资源的担忧也越来越多，这并非无中生有，整个行业面临变革。

通常情况下，购买表型数据时，买家需要关注三件事情。首先，数据购买者通常对随机数据集不感兴趣，而是试图获取具有特定表型的个体（例如特定疾病）的基因组数据。其次，分享他们基因组数据的个人也必须愿意提供表型数据，因为如果没有表型数据作为对照，基因组数据没法发挥全部作用。第三，表型数据的质量通常良莠不齐，因为这些数据通常来源于个人基因组公司等中间商，而个人基因组公司通过患者的自我报告来收集这些数据。

因此买家会面临以下问题：第一，数据采集系统缺乏自动化。签署合同，进行支付和传输数据都需要人力劳动实现，因此非常低效。第二，从不同来源获得的基因组和表型数据通常来源于不同的数据库，使用不同的数据格式进行编码，将这些数据标准化非常耗时。第三，中间商的存在使买家不能直接与数据提供者交流，从中间商购买的数据往往存在许多对于买家毫无用处的数据。

据估计，到 2025 年 3 月，将有 1 亿至 20 亿人类基因组测序。这将造成三个挑战，每一个挑战后面都隐藏着难以估算的利益。

（1）需要极大的磁盘空间来存储基因组大数据。

（2）网络传输速度将限制数据共享。

（3）基因组大数据的处理和分析预计会花费数万亿个 CPU 小时。

NebulaGenomics 能做什么

NebulaGenomics 的目标是通过降低个人基因组测序成本，加强基因组数据保护，使买家获取有效的基因组数据，并解决基因组大数据面临的挑战。NebulaGenomics 认为，这些目标可以通过分权、密码学和区块链技术的结合来实现。

1. 测序成本

NebulaGenomics 网络将使数据购买者能够直接从数据所有者那里获取基因组数据，越过了中间商这一环节。这将使数据所有者能够从数据购买者处获得收益，NebulaGenomics 网络也计划为数据购买者发放补贴。降低测序成本将加速基因组数据的增长。

2. 数据保护

数据所有者将私下存储他们的基因组数据并控制对其的访问。共享数据将通过基于零信任、加密的计算得到保护。数据所有者将保持匿名，而数据购买者的身份必须完全透明。同时，NebulaGenomics 区块链会永久存储所有数据交易记录，保障其数据的安全。

3. 数据采集

Nebula 网络将聚合来自个体和基因组数据库的基因组数据，从而解决基因组数据碎片化的问题。数据购买者可直接与数据售卖者沟通，由于不存在中间商的阻碍，通过这种方式获得的数据将更加有用。此外，NebulaGenomics 将提供标准的数据格式，这将有助于数据管理。整个交易过程通过智能合约进行，与传统交易相比，这将省下大量的时间。

4. 数据存储

人类基因组碱基对信息量约为 3G，实际分析中叠加环境等因素后，个体数据均在 TB 以上；联系不同时间数据后，这种超摩尔定律发展的全局数据、实时计算、频繁采样对计算、存储和网络基础设施要求更高。NebulaGenomics 通过分散的数据存储，灵活的计算能力利用以及高效的数据编码实现高速文件传输。它已经为即将来临的数据爆炸做好准备。

分散式私人数据存储有助于解决基因组数据碎片问题。NebulaGenomics

的创始人曾参与过哈佛个人基因组计划和奕真生物运营，拥有丰富的经验。他们能够就如何在独立数据集之间建立兼容性方面提出有效的解决方案。数据标准化将有助于数据购买者策划大量不同的数据采购方案，节省巨额成本。

5. 保密系统

在 NebulaGenomics 网络上，个人数据通过多种机制得到保护：

（1）数据所有者私下存储他们的个人基因组和表型数据，并握有数据的控制权。

（2）NebulaGenomics 使用英特尔软件防护扩展（SGX）和同态加密对共享数据进行加密及安全分析。数据购买者始终不会以明文形式看到个人基因组数据。

（3）在共享数据和收付款时，数据所有者仍然是伪匿名的。Nebula 网络地址的存在形式是与任何个人信息无关的加密标识符。

（4）数据购买者必须以完全透明的身份参与交易，并通过 Nebula Genomics 进行验证。所有数据交易记录都将存储在 Nebula 区块链中。

Nebula 经济生态圈

NebulaGenomics 同样引入了代币机制，但暂时没有进行 ICO。在整个业务流程中，NebulaTokens 的主要功能为激励和流通。

企业可以使用法币向 NebulaGenomics 购买代币，使用代币向患者购买患者想要出售的部分数据，而患者可以通过代币来进行基因测序。

NebulaGenomics 代币流通方式

基因测序成本是整个 NebulaGenomics 生态系统的驱动力。基因测序成本下降将驱动更多消费者进行基因测序，NebulaGenomics 数据库将获得更多基因数据。

对于企业而言，数据库的扩张意味着基因价值上升，上升的价值会刺激企业的购买需求，企业的购买需求又会进一步推动数据库的增长，形成一个闭环。

对于消费者而言，完善的基因数据库将帮助研究人员向消费者提供更为深刻的信息，帮助消费者理解自身的情况。这种持续上升的有用性将吸引更多的消费者参与基因测序，丰富基因数据库，从而形成另一个闭环。

NebulaGenomics 发展模式

在不断的循环中，NebulaGenomics 将变得越来越完备，整条链也变得越来越有价值。

从 NebulaGenomics 的运营模式看，整个系统在运行开端需要一批代币来推动运作，所以在未来技术成熟时，项目可能会进行 ICO，以保证整个区块链生态正常运行。

NebulaGenomics 的合作伙伴包括 VaritasGenmics 与 Enigma。后者是麻省理工学院开创的为区块链服务的隐私协议，它的 Catalyst 用于预测股市走势，帮助投资者构筑投资组合。

NebulaGenomics 的竞争对手同样强大，包括 23andMe、Ancestry 等基因检测领域的先驱。但 NebulaGenomics 有私人数据储存、安全计算保护、数据购买者补偿、用户握有数据的控制权、完整基因测序、数据标准化、机器学习、支持第三方软件等特点，这些都是传统企业所不具备的。因此如果 NebulaGenomics 能开发出白皮书中描绘的区块链，它将有足够的能力与这些巨人一战。

一些潜在的问题

一方面，基因检测会影响个人医学决策，同时也会影响理财决策。透过基因检测了解到自己可能患癌的人更有可能去买癌症相关的保险，这将导致逆向选择。另一方面，保险公司也有可能通过基因检测来判断是否接受用户的投保申请，保险公司能在失去自己社会作用的同时获得极大的回报。

一些国家的监管机构，如德国，已经把直接向消费者销售基因检测列为非法行为。但这并不能阻止德国人前往不受监管的国家参与基因检测。

在立法保障的情况下，区块链的可溯源性和防篡改性正好可以解决这个问题。比如，法律可以要求消费者在进行基因检测时必须用数字货币进行结算，这样就可以避免上述问题。

由于可追溯性和防篡改性天然优势的存在，区块链等技术在基因领域的运用可能会取得出人意料的进展。NebulaGenomics 这一项目有能力改变现有基因市场的格局。

区块和区块链网络

区块链是一种在整个业务网络上共享的分布式账本。业务交易被永久记录在有顺序的、仅可附加的、防篡改的账本区块中。所有经过确认和证明的交易都通过哈希算法从创始区块一直链接到最新的区块，因而得名区块链。

区块链是自网络中的区块链启动以来发生的所有交易的历史记录。可将区块链用作该网络的单一事实来源。

区块链网络可以是许可网络或无许可网络。无许可网络向所有参与方开放，参照网络上的已有规则对交易进行验证。任何参与方都可以查看账本上的交易，即使参与方是匿名的。在无许可和公有区块链网络中，比特币是人们最熟悉的一个示例。

另外，许可网络通常是私有的，仅能由给定业务网络中的参与者访问。在许可区块链上，参与者只允许查看与他们相关的交易。超级账本（Hyperledger）是 Linux 基金会主办的一个合作项目，旨在支持许可商业区块链的开发。

分布式账本

分布式账本是一种在网络成员之间共享、复制和同步的数据库或记录系统。分布式账本记录了网络参与者之间的交易，如资产或数据的交换。这种共享账本消除了调解不同账本的时间和开支。

网络中的参与者根据一致性原则来制约和协商对账本中记录的更新。没有中间的第三方仲裁机构（比如银行或政府）的参与。分布式账本中的每条记录都有一个时间戳和唯一的密码签名，这使得账本成为网络中所有交易的可审计历史记录。

分布式账本技术的一种实现方式是开源的 HyperledgerFabric 区块链，这是 Linux 基金会主办的多个开源项目之一。

参与者

商业区块链网络是一个集体共享的对等网络，由一组可识别且可验证的参与者运营。参与者可以是个人或机构，比如企业、大学或医院。

资产、交易和渠道

任何可被拥有或控制来产生价值的事物都是资产。资产可以是有形的（比如汽车或刚从农场采摘的桃子）或无形的（比如抵押或租赁）。交易是指资产转移，即将资产转移到账本或从账本将资产转移出去。在 HyperledgerFabric 区块链中，资产表示为一组二进制和 / 或 JSON 形式的键值对（比如 vehicleOwner=Daisy）。

在 HyperledgerFabric 区块链中，渠道是两个或多个特定网络成员之间的通信的私有"子集"，旨在执行私有且机密的交易。如果两个参与者形成一条渠道，那么这两个参与者（不是任何其他参与者）必须经过验证和授权，才能在该渠道上进行交易并共享针对该渠道的账本副本。得益于渠道，需要执行私有和机密交易的网络成员可与他们的业务竞争者和其他受限成员共存于同一个区块链网络中。

共识性

共识性是一个协作式流程，区块链业务网络的成员使用它来协商交易是否有效，并以共识原则让账本保持同步。共识机制降低了欺诈交易的风险，因为要篡改添加到账本的交易，必须同时在许多地方执行更改。

要达成共识，参与者需要同意并证实交易，然后将它永久记录在账本中。参与者还可以建立验证交易的规则。任何人（哪怕是系统管理员）都不能删除已添加到账本的交易。与无许可区块链中存在的更高成本相比，受信任的参与者网络可减少建立共识的成本。

在商业区块链中，有各种各样的共识机制可供选择。信任度很高时，一次简单的多数表决可能就足够了，否则网络可能选择使用更复杂的方法。

智能合约和链代码

智能合约通过账本管理交易，它们可以允许网络参与者自动执行交易的某些方面。例如，智能合约可以规定商品的运输成本，运输成本会依据商品到达时间而变化。双方对条款达成一致并将其写入账本后，会在商品到达时自动执行适当的资金调整。

在 HyperledgerFabric 的上下文中，会将智能合约写入链代码中，并认为合约条款是基本同义的。

在 HyperledgerFabric 中，链代码是一段使用 Go 编写的代码，它定义了网络资产和修改资产的交易指令（业务逻辑）。链代码由一位适当授权的成员安装到一个渠道上并将其实例化。在该渠道上调用交易时，链代码中的一个函数会读取值并写入账本中。

区块链应用

一个区块链应用需要 3 个相互依赖的组件：面向用户的应用、智能合约和账本。

顶层是面向用户的应用，用于满足网络参与者的需求。该应用让用户调用智能合约在业务网络中触发交易。智能合约封装网络的业务逻辑：资产、所有权和转移方式。每次调用智能合约，都会在网络中创建一个交易并更新账本。账本持有智能合约数据的当前值（如 vehicleOwner=Daisy），并分发到整个网络。

挖矿

比特币中的"挖矿"实际上就是记账的过程，比特币的运算采用了一种称为"工作量证明（Proof of Work，PoW）"的机制，系统为了找出谁有更强大的计算能力，每次会出一道数学题，只有最快解出这道题目的计算机才能进行记账。而抢到记账权的计算机会获得12.5个比特币的奖励。通常把这个行为被称为"挖矿"，把获得的比特币视为挖矿成功获得的奖励。

共识机制

顾名思义，就是在一个问题上达成共识的一套方法。在区块链中，共识机制也是区块链的底层技术，也是最为重要的技术。它的存在就是为了完成节点间信息同步、交易的确认、网络运行等重要任务。常见的共识机制有：PoW、PoS、DPoS、PBFT、SCP等。

半衰期

来源于比特币的激励机制，即为矿工每验证一个区块即可得到的奖励。从最开始的50BTC（比特币），每四年减半，目前是12.5BTC，已经历过2次半衰（50BTC → 25BTC → 12.5BTC）

矿池

由于单一矿机想挖到一个块的概率是非常小的，毕竟10分钟挖到一个块需要很大的算力，即使有这么大算力有能力挖到，也存在很多的竞争对手。所以这种挖矿方法就变成了一个0和1的游戏。而矿池的出现就是为了打破这种0和1的玩法。一个矿池的算力是很多矿工算力的集合，远比单打独斗机会更大。在矿池中每挖到一个块，便会根据你的矿机的算力占矿池总算力的百分比，发放相应的奖励给到个体，也不会存在不公平的情况。

分叉

分叉指的是生成指向同一个父块的2个区块的情况，某些部分的矿工看到其中一个区块，其他的矿工则看到另外一个区块。这导致2条区块链同时增长。

P2P 网络

P2P 网络是指通过允许单个节点与其他节点直接交互，从而实现整个系统像有组织的集体一样运作的系统。

哈希值

通过哈希函数运算，从而映射成的二进制的值称为哈希值。任何文件都可以被映射（生成）为一段哈希值，比如一段文字、视频、文件、照片等。哈希运算不是一种加密手段，因为它是不可逆的运算过程，无法解密。

签名

加密的签名是一个让人可以证明所有权的数学机制。就像文件中的手写签名一样，是能证明所属权的唯一标识。在区块链中，普遍用私钥进行签名。

图灵完备 /Turing Complete

在可计算理论中，当一组数据操作的规则（一组指令集、编程语言或元胞自动机）满足任意数据按照一定的顺序可以计算出结果，则称为图灵完备。（非图灵完备：如比特币；图灵完备：如以太坊）

去中心化应用 /Decentralized Application/DApp

DApp 是一种在网络上公开运行的软件应用程序，这项技术是由许多人维护的，而不是由一个组织维护的，黑客不能改变应用程序的数据，除非他们能够访问几乎所有的网络计算机并在那里调整它。

去中心组织 /Decentralized Organization

去中心组织是一个没有中央领导，而是使用正式民主投票进程和共识主动性自我组织的结合来作为其基本操作原则的组织。

区块链 1.0/Blockchain1.0

区块链 1.0 是以比特币、莱特币为代表的加密货币，具有支付、流通等货币职能。

区块链 2.0/Blockchain2.0

区块链 2.0 是以以太坊、瑞波币为代表的智能合约或可理解为"可编程金融"，是对金融领域的使用场景和流程进行梳理、优化的应用。

区块链 3.0/Blockchain3.0

区块链 3.0 是区块链技术在社会领域下的应用场景实现，将区块链技术拓展到金融领域之外，为各种行业提供去中心化解决方案的"可编程社会"。

数字货币 /Digital Currency

数字货币是一种不具备实体形式的、仅以数字形式存在的货币，在英语语境中与电子货币同义，而在中文语境下一般将电子货币解释为"电子化的法定货币"，即"电子化的人民币"，并与数字货币区别开来。数字货币具备与实体货币相似的性质，但允许在互联网上即时地、无地理限制地转让。数字货币包含虚拟货币、加密货币、电子货币等概念。

加密货币 /Cryptocurrency

加密货币是基于密码学的、不具备物理形式的货币，是数字货币的表现形式之一，在区块链中是指"一种基于 P2P 网络、没有发行机构、总量基本确定、依据确定的发行制度和分配制度创建及交易、基于密码学及共识机制保证流通环节安全性的、具备一定编程性的数字货币"，而各国对于加密货币的定义不一而足，我国央行将加密货币定义为一种"虚拟商品"，不具备货币属性；而在美国，不同部门对加密货币有不同的定义。

代币 / 通证 /Token/Token Coin

代币、通证、令牌的对应英文单词皆为 Token，在区块链领域中一般不加以区分，但两者在意思上有些许区别；英文 Token 实际上既包含代币、令牌，也包含代金券、证券、通证、纪念物等概念，准确来说代币的对应英文为 Token Coin，在区块链领域中与"支付令牌"具备相同的意义。代币可以定义为某种账户的余额，并且不仅仅局限于加密货币的范畴，广义而言包含 Q 币在内的虚拟货币皆属于代币的范畴。

竞争币 /AltCoin

Bitcoin alternative 的缩写，竞争币一般指除了比特币以外的所有加密货币。

山寨币 /AltCoin

山寨币是竞争币、替代币的一种业内戏称，是指在比特币源码基础上进行修改创造出的加密货币。

智能合约 /Smart Contract

智能合约最早在 20 世纪末就被提出，但直到近年随着区块链技术的发展才逐步被社会大众所熟悉，智能合约的概念具备承诺、协议、数字形式三大要素，因此能够将区块链的应用范围扩展至金融行业交易、支付、结算和清算的各个环节。智能合约是指当一个预先编好的条件被触发时，智能合约会立即执行相应的合同条款，其工作原理类似于计算机程序的 if-then 语句。

以太坊 /Ethereum

以太坊（Ethereum）是一个开源的有智能合约功能的公共区块链平台，通过其专用加密货币以太币（Ether）提供去中心化的以太虚拟机（Ethereum Virtual Machine）来处理点对点合约。以太坊的概念由程序员 Vitalik Buterin 受比特币启发后首次提出，大意为"下一代加密货币与去中心化应用平台"，在 2014 年通过 ICO 众筹开始得以发展。

EVM 代码

以太坊虚拟机代码，以太坊的区块链可以包含的编程语言的代码。与账户相关联的 EVM 代码在每次消息被发到这个账户的时候被执行，并且具有读 / 写存储和自身发送消息的能力。

合约 /Contract

一个包含并且受 EVM 代码控制的账户。合约不能通过私钥直接进行控制，除非被编译成 EVM 代码，一旦合约被发行就没有所有者。

令牌 / 通证 /Token

计算机术语中"令牌"一词有两个意思：对用户进行授权的小工具，或是认证用户身份的固定字符串；在加密货币中令牌是数字价值的一个单位，是内置可编程潜力的代币，除了具备经济属性外，同时也可用以构建软件，并可能通过技术实现集代币、身份识别、荣誉标识、确权工具、资产量化指标、系统通行证和系统保护于一身的工具。

比特币 /Bitcoin/BTC

Bitcoin（比特币）的概念是由中本聪（化名）于 2009 年 1 月 3 日提出的，它是一种点对点的、去中心化、全球通用、无排他性、不需第三方机构或个人，基于区块链作为支付技术的加密货币，比特币不依赖中央机构发行，而是通过工作量证明共识机制在区块链中完成，也就是俗称的"挖矿"。比特币使用整个 P2P 网络节点的分布式数据库来确认、验证及记录货币的交易；比特币发行总量 2100 万枚，预计于 2140 年（编者注：2040 年的说法有误）发行完毕，目前市面上流通量超过 80%。

以太币 /Ether/ETH

以太坊是一种开源的、图灵完备的、智能合约公有区块链，基于区块链账本用于合约的处理和执行，使得任何人都能够创建合约和去中心化应用，并在其中自有定义所有权规则、交易方式和状态转换函数。以太坊由维塔利克·布特林创立并于 2014 年 7 月进行 ICO，以太坊内置名为 Ether（以太币）的加密货币。

瓦斯 /Gas

瓦斯是用于支付给在计算机上记录交易和其他行为的以太币，可以理解成比特币中的交易费用。瓦斯的计算方法是用瓦斯价格（一小部分的以太币）乘以瓦斯限值，如果瓦斯的量不够，任务就会失败，更多瓦斯也就意味着计算机完成的速度越快。

账户 /Account

账户是在总账中的一份记录，通过地址在总账中索引，总账包含有关该账户状态的完整数据。在一个加密货币系统中，该数据则包含了加密货币余额、未完成的交易订单等情况。

账户随机数 /Random Number

每个账号的交易计数，通过账户随机数可以防止重放攻击。例如，A 给 B 发送 20 个币，B 重放一遍又一遍，直到抽干 A 的账户余额。

地址 /Address/Addy

地址通过一系列密码算法推算形成的，本质上属于特定用户的公钥的哈希值，地址用于在网络上交易时接收和发送数据，由一连串字母和数字的字符串组成，但也可以表示为可扫描的二维码。

虚拟地址 /Virtual Address

虚拟地址是一串公开可用的字母和数字，并且以一组定制的字母和数字开始。虚拟地址允许接收，保存和发送加密货币。

矿工 /Miner

在区块链网络中，矿工是指通过不断进行哈希运算来求解数学难题并产生工作量证明的各网络节点，通过算力来验证、确认交易并防止双重支付。

矿场 / 挖矿基地 /Mining Farm

矿场与矿池是两个区分概念，矿场是指地理上集中的矿机分布形式。基于比特币全网的算力水平不断上升，单个设备难以获得比特币的区块奖励，因此通过大规模挖矿、商业化运作的模式，将大量的矿机集中到挖矿成本较低的地方进行规模化挖矿。矿场的主要成本来自于硬件成本及电力成本。

矿机 /Mining Rig

矿机是一种用于加密货币挖矿的计算机，一般配备专业的挖矿芯片，因而耗电量较大。矿机是用来记录被称为区块链的数字记录信息的计算机，通过在区块链网络上的共识机制（一般指 PoW）争夺区块链的记账权，得到求解区块的加密货币奖励以及交易费用。因为挖矿通常需要大量的计算机能力，所以这种专用的计算机是为了挖矿而设计的，故称矿机。矿机一般可分为：ASIC矿机、GPU矿机、CDN矿机、云矿机。

中央处理器 /Central Processing Unit/CPU

中央处理器是计算机的主要设备之一，其功能是解释计算机指令以及处理计算机软件中的数据，与内部存储器、输入及输出设备成为现代计算机的三大部件；中央处理器作为通用性计算单元，结构中包含分支预测单元、寄存单元等对于挖矿并无帮助的模块，同时中央处理器并不擅长并行运算（即重复性的工作），因此并不适合用于挖矿。

图形处理单元 /Graphical Processing Unit/GPU

图形处理单元通常称为显卡，是一种专门在个人计算机、工作站、游戏机和一些移动设备（如平板电脑、智能手机等）上进行图像运算工作的微处理器。因显卡含有较多的移位寄存器并支持更大量的并行运算，比中央处理器更适用于某些数字货币的挖矿。专用集成电路（ASIC）是一种为专门目的而设计的集成电路，是指应特定用户要求和特定电子系统的需要而设计、制造的集成电路。在加密货币的应用上，通过牺牲通用计算的能力换取执行特定任务的高效率，ASIC被用来帮助记录区块链上的交易，在挖矿能力方面远优于图形处理单元。

发行 /Emission

"发行"也被称为发行曲线、发行率和发行时间，是指创建和发布新的加密货币的速度。许多加密货币都设置了定期创建定额加密货币的机制，可以通过发行率来衡量；有些加密货币会限制货币被创建的总量，即最大供应量。

空投 /Airdrop

空投实际上是一个特定市场或既有的项目将其本身的代币按照某一规则进行派发的行为过程，当一个新的加密货币被创建出来，获取用户群的一个方法就是空投。

众筹 /Crowdfunding

众筹是指一种向不特定公众募资，以支持发起人或组织的特定目的的行为。具有低门槛、多样性、依靠大众力量、注重创意的特征。众筹由发起人、跟投人以及平台共同参与。

白皮书 /WhitePaper

白皮书是解释加密货币使用的目的和技术的文档，通常一个加密货币通过使用白皮书帮助人们了解它所提供的内容，同时也是投资人了解一个项目的重要信息渠道，因此一个清晰而简单的白皮书是一个新的加密货币成功的开始。

摘要 /Abstract

摘要在加密货币技术文件中很常见，通常放在开头部分。

Cryptojacking

黑客在受害者的计算机上安装病毒程序，在受害者不知情的情况下秘密挖掘加密货币。

投资机构	投资案例
分布式资本	投资企业：Hashed Health、矩阵元、Tierion 分布式资本成立于 2015 年年底，是中国首家专注于投资区块链技术相关企业的风险投资企业
Blockchain Capital	投资企业：Tierion、Gem Blockchain Capital 是投资区块链技术公司的先驱，成立于 2013 年秋季，是第一支专注于比特币和区块链技术的生态系统的风投基金，也是第一家接受比特币的基金公司。这家公司的三位联合创始人都是经验丰富、成就卓著的企业家和风险投资家。巴特·斯蒂芬斯在金融技术方面有着深厚的背景，在创办 Blockchain Capital 之前经营着一家硅谷技术对冲基金。布洛克·皮尔斯是一个连续创业者，数字货币的跟随者，也是 Bitcoin 基金会主席。布拉德·斯蒂芬斯在为瑞士信贷和富达工作时，在华尔街有着专注于互联网安全和密码技术的工作背景。自 2013 年成立以来，Blockchain Capital 已经投资了72 家公司、代币和协议，该公司也借此成为区块链行业顶尖的投资机构之一
Amplify.LA	投资企业：Gem Amplify 是来自加利福尼亚州的一个种子基金，致力于早期投资。该公司成立于 2011 年，已经投资了数十家公司，这些公司共同筹集了超过 5 亿美元的资金
Baroda	投资企业：Gem Baroda Ventures 是一家总部位于洛杉矶的风险投资公司，专注于消费互联网、电子商务、移动应用、SaaS 和数字媒体行业的种子和天使投资。后期投资项目主要涉及硬件、清洁能源和医疗保健领域的公司
Charles River Ventures	投资企业：PokitDok Charles River Ventures 公司，简称 CRV，成立于 1970 年，是历史最悠久、最成功的风险投资公司之一。像 Cascade、Ciena、Chipcom、NetGenesis、Parametric Technology、Sonus、Spechworks、Stratus Computer、Sybase、Vignette 等公司都是在 CRV 的财务、管理和愿景支持下从理念走向现实

（续）

投资机构	投资案例
Digital Currency Group	投资企业：Gem Digital Currency Group，简称 DCG，总部位于纽约市，是积极布局数字货币行业的种子投资者，在 30 多个国家拥有 100 多笔投资。此外，DCG 还拥有和运营 CoinDesk、业内领先的比特币经纪公司 Genesis Trading 和最大的数字货币资产管理公司 Grayscale Investments
Geodesic Capital	投资企业：Netskope Geodesic Capital 是一家风险投资公司，为消费技术行业的公司提供后期投资。它由阿什文·巴赫里迪于 2015 年创建，总部位于加利福尼亚州
Green Bay Ventures	投资企业：Curisium Green Bay Ventures（GBV）是一家总部位于旧金山的风险投资公司，投资于技术和高容量市场的交叉点，包括制造业、能源、交通、物流、房地产和电信业。该合伙企业由安东尼·席勒（Anthony Schiller）和理察德·卡姆里奇（C.Richard "Dick" Kramlich）共同领导，后者是全球最大的风险投资集团 New Enterprise Associates（NEA）的董事长兼联合创始人
Heritage Group	投资企业：ClearDATA Heritage Group 是一家美国风险投资机构，其关注领域主要是健康管理、医疗和企业服务的公司，该机构定时跟踪几个大的医疗公司，为其提供咨询服务，并且与全国多个大医院有合作。机构目前管理基金超 2.5 亿美元
Highland Europe	投资企业：Nexthink Highland Europe 投资快速增长的欧洲互联网、移动和软件公司，这些公司有着巨大的市场机遇，年收入超过 1000 万欧元。Highland Europe 可以提供收购融资或引导二级交易，以及进行一级投资
Kleiner Perkins Caufield & Byers	投资企业：Hixme Kleiner Perkins Caufield & Byers/KPCB 成立于 1972 年，关注信息技术、生命科学、绿色科技等领域
LVRHealth	投资企业：MedCrypt LRVHealth（前身为 Long River Ventures）成立于 2000 年，是首屈一指的早期风险投资平台，专门致力于发现、投资和建立颠覆性的新数字健康、设备和诊断公司。该公司由经验丰富的医疗保健企业家、运营商和投资者组成，他们几乎在医疗保健系统的各个方面都拥有深厚的专业知识
Mannai Corporation	投资企业：Nexthink Mannai Corporation 提供最广泛的产品和服务，核心业务包括汽车和重型设备分销和服务、IT、零售、家电和电子、旅行、石油和天然气行业的工程服务、物流和仓储、岩土工程、地质和材料测试服务、贸易和代表。同时，它也是一家投资公司
MedTech Innovator	投资企业：Patientory Medtech Innovator 是医疗器械、数字健康和诊断公司的非营利性加速器。其使命是通过加速正在改变医疗体系的公司的发展，来改善患者的生活
MSER	投资企业：X CARE MSER 是全球企业天使凭证交易生态系统。它包含一站式企业区块天使链凭证的发行和交易平台、创新企业孵化器、区块链投资人社区和区块链基金发行平台

（续）

投资机构	投资案例
New Enterprise Associates/恩颐投资	投资企业：Curisium NEA 恩颐投资成立于 1977 年，是一家全球性风险投资管理公司，管理资金超过 90 亿美元
Oakhouse Partners	投资企业：PokitDok Oakhouse Partners 是一家风险投资基金，投资旧金山湾区和盐湖城的早期企业软件公司
弘晖资本	投资企业：趣医网 弘晖资本是一家专注于医疗健康产业的投资基金，寻找和培养中国最优秀、最具成长性的医疗健康创业团队和企业，打造全体医疗健康产业创业者和投资人共享的产业投资平台。以医疗健康行业为前提，弘晖资本用管理的美元以及人民币基金投资企业成长的不同阶段。投资在早期和成长期的单个项目投资额度，可以从百万到上亿。其专注于医疗服务、移动医疗、医疗器械（包括影像设备、诊断试剂和医疗耗材）、生物制药（化学药、生物药以及生物制剂）
星耀资本	投资企业：Insurchain 星耀资本成立于 2017 年，致力于区块链投资，推动区块链技术发展与创新，参与产业变革，促进区块链产业落地
曲速资本	投资企业：Insurchain 曲速资本 (Warp Speed Capital) 成立于 2015 年，由原梦工场创投董事总经理杨轩创办，是一家位于杭州的新兴风险投资机构，目前专注于互联网金融和传统行业互联网转型方向，主要是天使到 A 轮投资。近期特别关注互联网保险领域，在这个领域投资了超级圆桌、保险袋袋、全民保镖等新锐项目。曲速资本第一期基金共 1 亿元，主要投资于早期的互联网企业，单笔投资额通常在 100 万元到 1000 万元之间，是浙江第一家创始人基金
浙大网新	投资企业：趣链科技 浙大网新是一家主要经营服务外包业务、IT 服务、技术创新的公司，其主要产品包括提供各类 IT、技术创新等服务。2010 年，浙大网新进一步提升了国际品牌影响力和美誉度，被评为 IAOP2010 全球外包前 50 强，位居中国第 2 名，成为全球最佳服务外包提供商之一，连续七年被国家工信部评为中国软件收入十强（优秀应用成果奖）
百度	投资企业：趣医网 百度投资部是百度旗下的战略投资部门，管理资金总额约 55.7 亿万元
真格基金	投资企业：深度智耀 真格基金是由新东方联合创始人徐小平、王强和红杉资本中国在 2011 年联合创立的天使投资基金，旨在鼓励青年人创业、创新、创富、创造。新东方曾经为莘莘学子筑起出国深造的桥梁，真格基金希望能为海外学子搭建起归国创业的彩虹，侧重于但并不限于留学生创业。真格基金专注于TMT 行业，包括物联网、移动互联、游戏、企业软件、O2O、电子商务及教育培训等领域的种子期投资
红点投资 Redpoint Ventures	投资企业：医拍智能 红点投资是一家源自硅谷的风险投资基金，2005 年在中国设立办公室，2016 年设立中国基金，由红点中国团队独立运营。红点投资（Redpoint Ventures）致力于投资具有领导和改变行业潜力的创新型公司，关注企业软件、通信基础设施、移动和无线存储和数据中心架构以及管理等领域。投资阶段涵盖种子期、初创期和成长期

（续）

投资机构	投资案例
节点资本	投资企业：ShineChain 节点资本是一家专注于区块链行业的风险投资公司，是全球最早布局区块链产业生态的专业投资机构之一。节点资本旨在通过项目投资和合作的方式，连接区块链产业生态上的节点，整合行业资源，构建产业生态圈，推动区块链产业健康稳定地发展。截止目前，节点资本所投项目已覆盖了新闻资讯、数字资产交易与存储、技术开发与应用等区块链生态系统中众多的节点项目，其中包括火币、库神钱包、博晨技术、蜂窝矿机、金色财经、链上科技、域链、区块雷达等企业
软银中国资本	投资企业：趣医网 软银中国资本 (SBCVC) 成立于 2000 年，是一家领先的风险投资和私募股权基金管理公司，致力于在大中华地区投资优秀的高成长、高科技企业，曾成功投资了阿里巴巴、淘宝网、分众传媒、万国数据、神雾、普丽盛、迪安诊断、理邦仪器等一系列优秀企业。目前软银中国资本同时管理着多支美元和人民币基金，投资领域包括信息技术、清洁技术、医疗健康、消费零售和高端制造等行业，投资阶段涵盖早期、成长期和中后期各个阶段
重山资本	投资企业：医拍智能 重山资本（New Vision Ventures）是专注于医疗健康领域的投资机构，基金管理团队由业内经验丰富的专业人士组成，具有强大的资源整合和投后管理功能，在北京和硅谷设有办公室。重山远志医疗健康基金是重山资本旗下专注于医疗健康领域早期项目投资的人民币基金，致力于寻找和培养中国最优秀、最具有成长性的医疗健康创业团队和企业，以产业 + 资本的模式推动医疗健康行业的发展与巨变。专注在医疗健康方向开展投资，主要关注的细分领域为医疗健康服务、人工智能医疗、互联网医疗、IVD、医生集团、动物健康、创新医疗器械和生物制药等领域，主要投资于种子期、天使期、Pre-A 和 A 轮的早期优秀团队
阿里巴巴集团战略投资部	投资企业：阿里健康 阿里巴巴集团战略投资部的使命是通过投资、并购和业务拓展，创造战略和长远财富价值，成为繁荣电子商务生态圈的一支核心力量

2016 年 1 月　Gem 完成 710 万美元 A 轮融资

Gem 成立于 2014 年 1 月 22 日，是一家区块链公司，迄今为止接受了21 家投资者的 5 轮融资，融资额 1200 万美元。最近一次是 2016 年 1 月，完成 710 万美元 A 轮融资，由 Pelion Venture Partners 领投。公司总部在意大利威尼斯。

Gem 拥有一个区块链应用解决方案核心平台，其中由四个产品组成：GemIdentity，GemLogic，GemData，GemNetwork。这四个产品共同组成了一个完整的区块链应用生态系统。Gem 正在与许多公司在医疗健康领域展开合作，其数据共享及安全平台一直从产品原型构建到上市都在发挥着作用。Gem 的 CEO 透露，其对医疗健康行业一直都有特别的兴趣。

不仅如此，Gem 拥有非常便捷的工具来在区块链上记录医疗数据，GemOS 是作为完成这个任务的一个基础操作系统。GemOS 操作系统给予了医疗健康行业便捷的途径来安全地保存数据以及实现跨部门实时共享。

最后，Gem 团队想要探索区块链在医疗健康物联网中的角色。可穿戴设备、起搏器和助听器等医疗设备都记录了大量的重要数据，如何安全地收集和验证这些数据是一个值得探索的领域。Gem 与许多医疗健康公司签订了保密协议，它们的目标是实现医疗健康数据的安全性和可转移性。

2016 年 10 月 DokChain 的区块链

PokitDok 是一家为医疗保健领域开发 API（应用程序界面）的公司，它在 2016 年 10 月首次推出名为 DokChain 的区块链——一个"跨越医疗行业，运行于财务和临床数据事务处理的分布式网络"。

2017 年 5 月，PokitDok 宣布与英特尔开展合作，共同开发 Dokchain 医疗区块链解决方案，包括应用英特尔开源框架和 Hyperledger 作为底层分类账，并使用英特尔芯片处理区块链交易请求。

在英特尔的开源区块链平台 Sawtooth、Intel 芯片和 SGX 技术的支持下，PokitDok 可以提高 DokChain 的可扩展性、隐私和安全性。正因为使用了 Intel 芯片来处理区块链交易请求，DokChain 的安全等级达到了前所未有的高度，而这对于医疗保健领域是至关重要的。

围绕 Dokchain 与医疗机构展开大量的合作，可以扩大 PokitDok API 解决方案的适用范围，简化患者登记手续，自主处理健康保险管理，计算超出预算外的开支估计值，并简化各种医疗冗余流程，如医疗支付和报销等。这样，患者就可以节省大量的时间和精力，得到更好的医疗体验，省钱且省时。

Dokchain 系统建立了操作标准，这是医疗区块链革命性的一步。所以，PokitDok 的 CTO 和联合创始人 Ted Tanner 称其为"医疗保健领域的奇点"。

2017 年 1 月 IBM Watson Health 与美国食品和药物管理局 (FDA) 签署了一项研究计划

IBM Watson 人工智能医疗保健解决方案部门——IBM Watson Health 与美国食品和药物管理局 (FDA) 签署了一项研究计划，旨在借助区块链技术实现医疗保健数据的安全、高效和可扩展性。

IBM 和 FDA 将联合探索如何交换来自多种来源的所有者介入数据，如电子医疗记录、临床试验、基因数据，以及来自移动设备、可穿戴设备和物联网的医疗保健数据等。该项目初期的关注重点是与肿瘤相关的数据。

2017 年 2 月　Hashed Health 获得 180 万美元投资

Hashed Health 是一家专注于医疗保健的区块链初创公司，公司名称就融入了区块链最重要的哈希算法以体现其定位。Hashed Health 通过构建区块链解决方案和支持区块链网络发展，获得了 180 万美元的启动资本，投资机构为 Martin Ventures 和分布式（Fenbushi）资本。该公司成立于 2016 年，位于美国田纳西州首府纳什维尔，为区块链解决方案和区块链网络提供技术支持，以及产品管理、产品开发、管理指导。

2017 年 3 月　谷歌 Deep Mind 开发区块链系统，用于医院跟踪医疗记录

谷歌母公司 Alphabet 旗下人工智能企业 Deep Mind，正在建立一个类区块链系统，用于跟踪患者数据的使用情况。Deep Mind 公司正迅速扩大其医疗保健计划，而且已经宣布将在今年内建立一个名为"可验证数据审计"的工具。这个想法的目的是，允许医院，甚至病人，了解谁在使用医疗健康记录，以及基于何种目的。

2017 年 4 月　欧碧堂融资 300 万元，这是国内首个落地的区块链中医理疗项目

欧碧堂有自己的脊椎类诊疗专利技术及药品生产线，理疗师、理疗用药都是来自公司内部，旗下有直营店和加盟店，其中加盟店的一大管理难题就是窜货问题。"有的加盟店可能会出现药物调包的情况，效果大不如欧碧堂自产药物，对我们的品牌和营收都构成危害。"在理疗人才的管理上也出现了类似的状况，部分门店打着欧碧堂的旗号却让非公司认证的理疗师提供服务，总部很难对其有效监管。

欧碧堂团队在 2016 年年底开始，把原有传统连锁品牌进行技术升级转型。

欧碧堂区块链的具体落地方法如下：

第一，门店药品的防伪溯源。欧碧堂旗下专门的药物生产商将对每种药品都进行全网唯一 ID 编码，出入库时经密钥验证后智能读取电子标签信息，将数据上传记录到链上，建立全网唯一映射。之后用户在门店理疗时，可直接用 APP 或电子钱包扫描药品，药物的产地、流转、生产时间及配方等都一目了然。

第二，理疗医师的认证管理。系统会对每名医师的学历认证资料、执业资质认证资料、专业培训认证等进行存证，便于患者核实。

第三，连锁店账务管理。将数字货币作为代币分发，用户的支付、连锁店的记账都是以代币的形式，每笔消费交易都实时记录在链上，而每一连锁店即作为一节点，相互间进行记账监督，从根本上杜绝了连锁加盟店虚假报账的可能。

欧碧堂还打算将区块链与电子病历记录相结合，对客户的治疗和恢复进行追踪。客户通过扫描二维码、进行指纹身份识别，可建立个人数字身份，每次理疗时的病情、接受的服务、疗效与进度等信息都会同步至链上，形成会员自己的健康隐私档案。

另一方面，在靠区块链技术积累了大量可靠、标准化的疾病诊疗数据之后，欧碧堂有望跨机构建立脊椎类疾病共享数据库，通过区块链建立医疗大数据，和相关医疗 AI 公司合作，以改进疾病治疗和医药研发等，寻找中医精准治疗方法。

2017 年 4 月　PTY 代币：医疗保健领域的第一个加密代币

2017 年 4 月，医疗区块链解决方案供应商 Patientory 宣布推出其代币销售项目。5 月 31 日，该公司正式开启了代币销售，这是医疗保健领域的第一个加密代币。

Patientory 的愿景是创建一种代币，让医疗服务机构不仅可以租用健康信息存储空间，执行专用于健康领域的智能合同支付和交易，还可以通过提高护理质量的补偿模式，获得相应的奖励，这种代币就是 PTY 代币。

Patientory 的网络是一个安全的闭环分布式账本系统，连接医疗保健生态系统中的各方，以便在高度安全且支持区块链的健康信息交换平台

（HIE）中无缝地交换健康数据。PTY 代币如同"燃料"一般，为该网络提供动力支持。

代币化将激励护理机构提供优质的护理服务，并为医疗服务机构提供有效的补偿奖励，提高护理质量，同时降低护理成本。

利用区块链技术，Patientory 可以对医院和保险公司的病人信息进行加密，使其不再是集中式数据，而是分布式数据，从而符合《医疗电子交换法案》（HIPPA）的安全规则。

通过区块链健康信息交换（HIE）协调患者护理，从根本上减轻了不必要的服务和重复检查，降低了成本并改善了护理周期的连续性。相信 PTY 代币的出现及使用，可以使医疗保健行业从基于量的支付转移到基于价值的支付，不断加速医疗行业的发展。

2017 年 5 月　英特尔与 PokitDok 合作开创性的医疗区块链解决方案

区块链在医疗行业引起的关注日渐增多。作为区块链联盟（EEA）的一员，英特尔从 2016 年 4 月首度推出区块链平台；2017 年 5 月，英特尔与 PokitDok 达成合作，共同开发医疗区块链解决方案。

2017 年 8 月　伊利诺伊州政府与 Hashed Healthcare 公司合作

2017 年 8 月，伊利诺伊州政府与 Hashed Healthcare 公司合作开展了一项基于分布式账本和区块链技术的医疗试点项目。该项目将优化医疗证书数据和智能合同的共享，帮助伊利诺伊州实现了相关许可工作流程的自动化。

伊利诺伊州一直致力于推动分布式账本技术。通过该试点项目，他们将提出解决当前实际问题的有效方案。

该项目所使用的区块链框架可以通过安全、可验证和可扩展的方式识别医疗服务供应商。资质认证机构能够查看和认证，医疗服务供应商可以验证和维护单个记录，所有的参与者都可以相信该中心的记录是有效的、经过认证且唯一的。

"区块链和分布式账本技术可以为公共和私人服务带来革命性的变化，从数据透明度和信任的角度，重新界定政府与公民的关系，进而为伊利诺伊州数字化转型做出重要贡献。"Hashed Healthcare 的首席执行 John Bass 表示。

2017 年 8 月　doc.ai Incorporated 推出基于区块链的自然语言处理（NLP）量化生物学平台

2017 年 8 月，数字健康初创公司 doc.aiIncorporated（"doc.ai"）宣布推出基于区块链的自然语言处理（NLP）量化生物学平台。

doc.ai 利用区块链为其数据集加上时间标记，通过人工智能分析处理大量医疗数据，以便个性化地为用户提供健康反馈。

目前，doc.ai 已筹集了 230 万美元来打造这一新型区块链 NLP 平台。患者在任何时间都能够通过与人工智能对话，获得自己的健康信息，并直接与"机器人医生"面对面交流。

后续，doc.ai 还计划为医疗服务机构和付款方推出三种以人工智能为基础的自然语言处理模块。包括提高对遗传数据理解并为用户提供决策支持的机器人基因组学平台，可根据用户的年龄、性别和病史回答 400 多个血液生物标志物问题的机器人血液学平台，以及使用最先进深度神经网络和优化技术，利用人脸来预测包括身高、体重和性别在内的各种解剖特征的机器人解剖学平台。

doc.ai 的 NLP 量化生物学平台将在很大程度上解决目前医生数量紧缺的难题，为患者寻医问药带来更多的便利。

2017 年 8 月　阿里健康携手常州医联体，打造国内首个医疗场景"区块链"

2017 年 8 月 17 日，阿里健康宣布与常州市合作"医联体＋区块链"试点项目：将最前沿的区块链科技，应用于常州市医联体底层技术架构体系中，并已实现当地部分医疗机构之间安全、可控的数据互联互通，用低成本、高安全的方式，解决了长期困扰医疗机构的"信息孤岛"和数据安全问题。

2017 年 9 月　Change Healthcare 推出企业级医疗区块链

2017 年 9 月，Change Healthcare 宣布推出首个用于企业级医疗保健的区块链解决方案。新的区块链解决方案将使消费者和服务供应商提高收入循环效率，改进实时分析，削减成本并改进服务。

Change Healthcare 将采用由 Linux 基金会发起的开源区块链架构 Hyperledger Fabric1.0 来创建分布式账本，从而使付款人和供应商的理赔处理和安全支付交易更加高效。

作为美国最大的独立医疗 IT 公司之一，Change Healthcare 为客户提供全方位的医疗服务，使用智能医疗网络处理了 120 亿次医疗相关的交易，每年处理的索赔超过 2 万亿美元。

Change Healthcare 计划在 2017 年年底前让 Change Healthcare 智能医疗保健网络支持区块链交易，这样客户和供应商将不必再开发新的代码、界面和数据格式。

Change Healthcare 首次引入区块链技术来创建分布式账本。所有医疗保健利益相关者，都能够更高效地处理索赔和进行安全的支付交易。

这项技术，将使众多的企业级医疗保健机构避免陷入众多理赔和支付问题，提高医疗服务和收入周期效率。

2017 年 9 月　Florence 和 Verady 合作开发医疗区块链应用 App

2017 年 9 月，利用软件促进临床研究的公司 Florence 和区块链资产担保公司 Verady 宣布合作开发医疗区块链应用 App，共同推进医疗和临床研究。

作为合作伙伴，Verady 的应用程序编程接口（API）将提供一个方便使用、标准化的表述性状态传递（ReST）接口，为 Florence 的客户降低区块链的复杂性。Florence 和 Verady 将与几家制药公司合作，共同开发用于管理患者和临床试验数据的开源区块链 App。

Florence 是临床研究中发展最快的工作流程工具，为成千上万的临床研究者和研究赞助商管理病人和试验数据，而 Verady 负责开发通过区块链来确保资产安全的技术。

Florence 和 Verady 的合作可以让研究机构和企业通过区块链更好地掌握病人数据。通过 Verady API 管理的患者和临床试验数据，让研究团队能够在尊重患者权利的同时，利用兆兆字节级的患者数据。

2017 年 10 月　诺基亚与 OP Financial Group 联手推出智能监测设备

2017 年 10 月，通信巨头诺基亚和芬兰最大的金融服务集团之一 OP Financial Group 联手推出了一个新的医疗区块链试点项目。

该医疗区块链试点项目将侧重于让消费者对其个人健康数据进行安全控制，包括通过区块链技术实现共享、访问和使用消费者的个人健康数据。

该区块链试点项目将挑选 100 名参与者，通过诺基亚可穿戴式智能监测手表 Nokia Steel HR，分享他们的每日步数和睡眠时间，并在区块链上保存相关数据。区块链会对共享数据进行加密，而这些数据只能由 OP Financial Group 公司读取。此外，该公司还会对用户的表现和其健身目标进行比较，对达到目标的用户进行积分奖励。

该试点希望成为医疗保险和医疗项目的一种激励模式，从而促使客户追求健康的生活方式。

诺基亚表示，该试点在获得用户信任的情况下，能获得全球健康问题的汇集。与 OP Financial Group 的合作，标志着诺基亚创建全球数字健康生态系统的目标。

2017 年 11 月　医链科技获天亿投资集团 1500 万元 Pre-A 轮投资

2017 年 11 月，医链科技获得天亿投资集团（中卫基金）1500 万元的 Pre-A 轮投资。医链科技此前在 2017 年 7 月刚刚获得由黑马蓝枫基金领投的千万级投资，数月间再获资本青睐，意味着平台发展已渐入佳境。

医链科技成立于 2017 年 1 月，创始人贾求真具有中国人民大学 EMBA&CMPM 硕士学位，曾供职于宏碁、惠普等世界五百强企业，曾任中软国际信息技术有限公司副总裁、东软望海科技有限公司合伙人副总裁，有 20 年以上的供应链、大数据及医疗行业从业经验。此前，贾求真曾设计并落地"云上贵州"系统平台 7+N 朵云工程（1.0）、"国家药品电子监督网"的云迁移及数据分析，以及医院云平台、云 ERP 等产业级互联网业务创新项目。

2017 年 11 月　HealthWizz 推出电子病历

2017 年 11 月，HealthWizz 宣布推出了一款移动平台，利用区块链、移动技术和数据管理技术，帮助患者整理病历数据，让患者可以随时随地安全访问自己的数据库。

此外，HealthWizz 使用加密货币来激励患者为医疗研究贡献自己的健康数据。这种货币是 HealthWizz 发行的数字以太币 OmCoin，它允许用户通过区块链安全可靠地交换自己的健康信息。

HealthWizz 移动平台利用区块链技术为消费者提供所需的工具，使包括研究机构和制药公司在内的利益相关者共同汇集、管理和共享医疗数据，同时确保数据的完整性，保护患者的隐私，真正做到了把患者医疗保健信息的所有权还给患者自己。

2017 年 11 月　BurstIQ 推出加密钱包

BurstIQ 是一家符合 HIPAA 标准的医疗区块链数据记录集成和安全的公司。它与 Unified Signal 在 2017 年 11 月达成了战略合作，双方共同推出了全球第一个与移动电话服务捆绑在一起的区块链加密钱包。

这款加密钱包作为一款能自动更新的电子钱包，被运用到 United Signal 公司的移动网络中。利用这款电子钱包，人们可以用手机在任何一家支持 Android 和 iPhone 移动支付的零售店消费。

目前，它已经可以支持医院、护理供应商、保险公司、生物技术公司、数字医疗公司、增值服务供应商和政府等机构的一些支付场景。

2017 年 12 月 Curisium 公司宣布获得 350 万美元融资

目前美国医疗保健市场中，近 1/3 的付款采用的是新型支付模式。越来越多的医疗机构和企业看到了区块链在医疗数据保存和医疗支付、报销等方面的可靠性、安全性及便利性，Curisium 公司便是其中之一。

Curisium 是一家总部位于美国加利福尼亚州曼哈顿的医疗保健技术和服务公司。2017 年 12 月，Curisium 公司宣布已从 Flare Capital Partners、New Enterprise Associates（NEA）、Shuttle Fund 等投资公司获得 350 万美元的种子资金。

Curisium 以医疗区块链为基础，为消费者、供应商和生命科学公司提供量身定制的解决方案，构建以患者为中心的、基于价值的创新合同。

Curisium 旨在通过打破现有框架来改变当前的医疗保健状况，让每个患者都能拥有可扩展的基于价值的护理合同。传统的医疗保健合同基本都是以大数量人口为基础，而 Curisium 以个体患者为基础，利用区块链将基于事件的少量数据转换为紧凑的患者健康状态来呈现，从而简化合同，并能从不完整的数据推断出新的结论。

2017 年 12 月 星贝云链供应链金融平台上线，将重点关注大健康领域

星贝云链是广东有贝、腾讯、华夏银行三方战略合作，以腾讯区块链技术为底层技术打造的供应链金融服务平台。它是国内首家与银行战略合作共建的基于区块链的供应链金融平台，也是国内首个基于大健康产业构建的供应链金融平台。

星贝云链由广东有贝信息科技有限公司发起，该公司母公司益邦控股是一家有丰富经验的供应链管理企业，聚焦大健康产业的供应链服务，其业务涵盖了精益供应链运营、供应链管理咨询、物流科技与装备、供应链综合金融、大健康产业地产等板块。

2017 年 12 月　区块链领域首个国家标准获批立项

根据国家标准委《关于下达 2017 年第四批国家标准制修订计划的通知》
（国标委综合 [2017]128 号），《信息技术区块链和分布式账本技术参考架构》
作为区块链领域的首个国家标准获批立项。

该项国家标准是基于已发布的《区块链参考架构》团体标准提出的，是
贯彻落实质检总局、国家标准委等关于构建政府主导制定的标准与市场自
主制定的标准协同发展、协调配套的新型标准体系的《国家标准化体系建
设发展规划（2016-2020 年）》《深化标准化工作改革方案》《构建新型标准
体系专项行动计划 (2016)》等一系列文件精神而取得的重要成果。

作为区块链领域重要的基础性标准，《信息技术区块链和分布式账本技
术参考架构》的目标是帮助业界建立对区块链的共识，为各行业选择、开
发和应用区块链提供指导和参考，其内容将规定区块链的关键术语、用户
视图、功能视图、共同关注点、关键特征、服务能力类型、部署模式等，
描述区块链产业生态。

2017 年 12 月　StartUp Health 发布 2017 年投融资报告，看好区块链

美国著名数字医疗创业加速器 StartUp Health 于近日发布了《2017 年度
全球数字医疗投融资报告》，2017 年度披露的数字医疗融资金额达到 115 亿
美元。

inRecovery 创始人戴维·萨拉维亚："很高兴看到人工智能和区块链技
术改变了医疗护理行业，两大技术为医疗护理的未来奠定了基础。我预测
到 2018 年年底，我们将看到医疗区块链技术的大规模推出和应用。"

2018 年 1 月　美国 Change Healthcare 公司宣布推出医疗行业的首个
企业级区块链解决方案

2018 年 1 月，美国田纳西州纳什维尔的 Change Healthcare 公司宣布，
其区块链智能医疗网络现已推出具有理赔管理透明度的产品，它将成为医
疗行业中首个企业级区块链。

利用区块链技术，企业可以实时、准确地跟踪整个索赔周期中的提交和汇款状态。除了提高透明度和效率外，在智能医疗保健网络中引入区块链技术，还有助于提高可审计性、可追溯性和可信度，从而改善企业的收入周期管理。

区块链创造的单一真实信息源将引发更多的创新服务，从而建立一个更加简化，以患者为中心的医疗卫生体系。

目前，智能医疗网络每天通过区块链处理超过 5000 万次索赔事件，每秒处理 550 次。这种容量和速度甚至超过了国家每天的交易负载和吞吐量的要求。随着区块链技术采用率的提高，必然需要增加额外的扩展空间。随着解决方案的进一步优化和扩展，预计其性能基线将出现显著增长。

Change Healthcare 首席技术官亚伦·西曼斯基表示："通过该解决方案，我们已经证明区块链技术可以有效地用于医疗领域的高数据量、高吞吐量的事务处理，这扩大了利用区块链的创新型产品和解决方案的市场。目前，我们已经开始更多新产品的探索。"

2018 年 2 月 1 日　区块链初创公司 Medicalchain 启动 ICO，几乎立即达到了 2400 万美元的 ICO 限额

2018 年 2 月初，区块链初创公司 Medicalchain 启动 ICO，几乎立即达到了 2400 万美元的 ICO 限额。3 月，Medicalchain 又与英国医疗集团 Groves 达成合作，计划建立新的区块链，以供 Groves 医疗中心的 3 万名用户使用加密货币进行支付。

Medicalchain 继续高歌猛进，不断向现阶段电子健康信息方面的问题发起冲击。Medicalchain 的目标是建立一个能够支持其他数字医疗应用发展的平台，这些应用程序将由健康数据驱动，并通过智能合约进行保护。这个平台能解决现阶段电子健康病例的种种缺陷。

2018 年 2 月　Hashed Health 联手 ODH，利用医疗区块链建立基于价值的护理服务

2018 年 2 月，Hashed Health 与一家名为 ODH 的医疗大数据分析公司宣布建立合作。双方将为支付方和服务提供商联合开发区块链和分布式账本技术，以期改善患者的护理体验。

Hashed Health 是一家领先的医疗区块链创新公司，它专注于为医疗保健机构提供新的数字基础架构，通过开发新的解决方案，从而更好地保护患者数据，并为医疗机构及其患者提供更高的支付效率。

ODH 是一家医疗信息化公司，主营业务是提供数据汇总，分析解决方案以及综合医疗保健服务。其临床专业技术提高了互操作性，改善了患者护理体验和成本管理。（ODH 是 Otsuka America，Inc. 的子公司，也是 Otsuka 集团旗下公司，Otsuka 是一家总部位于日本的价值 120 亿美元的全球性集团公司。）

2018 年 2 月　医疗区块链公司 BurstIQ 获得 500 万美元投资

2018 年 2 月，一家名为 BurstIQ 的医疗区块链数据公司宣布已经从 Millennium Blockchain 获得了 500 万美元投资，并且这是 BurstIQ 的首轮融资。该公司于 2018 年在瑞士达沃斯举行的世界经济论坛上发起了私募计划，并预计将于 2018 年 3 月 31 日前完成发行。

据悉，Millennium Blockchain 是一家专业多元化控股公司，专注于发掘下一代区块链新型创业公司。Millennium Blockchain 投资 BurstIQ 的决定是缘于 BurstIQ 在 2017 年良好的财务情况，以及它与 Empiric Health 合作为 Intermountain Healthcare 提供了企业级医疗区块链部署，从而节省了超过 9000 万美元的开支。

BurstIQ 基于区块链的大数据平台帮助 Empiric 大规模、安全地管理客户数据，并利用该平台的机器学习和智能协作功能执行高级分析。这标志着医疗数据已经在区块链上实现了存储和管理。

BurstIQ 解决了迄今为止阻止区块链在医疗领域落地的两大挑战：支持大量数据并确保基础数据的安全性。通过 BurstIQ，可以跨平台采集大数据，管理复杂的数据权限结构并执行实时的数据交易。

BurstIQ 的区块链平台已经成为业界领先的 HIPAA 安全数据平台，其构建的生态系统能够共同改善大健康数据的高级安全性，增加健康访问和个人授权，降低医疗成本，并帮助服务机构采用新的护理模式。

2018 年 3 月　Medicalchain 与英国医疗集团 Groves 达成合作

Medicalchain 医疗区块链上线后，近 3 万名患者可以在 Groves 旗下的四个医疗中心使用加密货币进行支付。Groves 因此成为首个应用区块链并接受加密货币支付的医疗机构。

该试点项目是 Hyperchanger 区块链项目下研发的第一个基于 Medicalchain 平台的应用程序，该平台允许患者通过区块链技术管理医疗服务，并向其提供灵活的远程医疗服务。

此项目已于 2018 年 7 月启动。Groves 为注册的患者创建了一个免费的钱包，用于保存和管理他们的健康记录。新创立的平台将激励患者使用 Medicalchain 发行的电子货币 MedTokens 支付远程医疗等服务。

完整的 Medicalchain 平台将于 2019 年上线，若该区块链能够如同描述中的那样解决上述问题，并能为患者、机构所接受，它的价值将难以衡量。

2018 年 3 月　医拍智能正式对外宣布将全面转型区块链

AI 医疗公司医拍智能于 2018 年 3 月 26 日正式对外宣布将全面转型区块链，原 AI 医疗、血透业务将独立拆分。

医拍智能转型后将全面开展医疗区块链 B 端业务，专注于为医疗机构、健康管理服务商、体检机构、保险公司等提供如联盟链、私有链的开发、智能合约的开发、通证（Token）的设计开发等区块链底层相关技术与服务。

同时，医拍智能将重启"拍医拍"品牌，AI 医疗业务部分将转至"拍医拍"公司，重点对接 AI 医疗的相关业务。医拍智能旗下"信泽医疗"的血透业务也将独立拆分，全力打造国内第一的第三方血液透析管理平台。据悉，三家公司将同步启动融资。

2018 年 5 月　医链科技、京东金融、天亿集团发起"医疗区块链金融联盟"，拟用区块链技术赋能医疗供应链

2018 年 5 月 29 日，由医链科技、京东金融、天亿集团联合发起的"医疗区块链金融联盟"在北京成立，该联盟将致力于以区块链技术赋能医疗供应链，帮助实现医疗数据隐私保护、供应链防伪溯源、可信资产融资。

医疗区块链金融联盟选择的是"云端链网"技术架构，联盟搭建了一个技术平台——超融合架构的开放平台，各类企业、应用、数据、资产都能够"上链"，成员各方一起完善、充实联盟链的数据和应用。

该联盟以数据化供应链金融业务为基础，基于区块链分布式账本、不可篡改、联盟共识、智能合约等特性，通过区块链中间件平台链接联盟各方，构建由联盟成员业务系统及其自有区块链网络共同组成的新一代超融合业务架构。

该联盟能够从贷前征信资产上链、贷中评级授信及资金流转到贷后持续化风控监管，全程穿透存证追溯，为金融资产证券化融资合规管理护航。

该联盟也得到了产业链各方的支持，包括资产方（核心企业）中国医药、石药集团、瑞康医药、人福医药；投资方北京金融资产交易所、招商银行、光大银行、平安银行等。这种支持本身也是一种背书行为，代表了产业链各方对联盟的信任。

参考文献

［1］ 朱敏，张驰 . 健康医疗大数据领域的政策和法律问题 [EB/OL].
（2016-12-01）[2018-10-10].http://www.cbdio.com/BigData/2016-12/01/
content_5394032.htm.

［2］ IBM 商业价值研究院 . 医疗保健业集结于区块链——以患者为中心 [R/
OL].[2016-12-01].https://www-01.ibm.com/common/ssi/cgi-bin/ssialias?
appname=skmwww&htmlfid=GBE03790CNZH&mhq= 医疗保健业集结
于区块链——以患者为中心 &mhsrc=ibmsearch_a.

［3］ 长铗，韩锋 . 区块链——从数字货币到信用社会界 [M]. 北京：中信出
版社，2016.11.

［4］ elwingao. 解决区块链三大问题的利器 [EB/OL].[2016-11-15]. https://
blog.csdn.net/elwingao/article/details/53173213.

［5］ 杨梦洁，杨宇辉，郭宇航，王家亮 . 大数据时代下精准医疗的发展现状
研究 [J]. 中国数字医学 ,2017,01（9）.

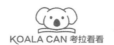 优质内容创作与运作

考拉看看是「内容+」 由一群资深媒体人、作家、内容研究者和品牌运作者联合组建的内容机构，致力于成为中国领先的深度内容创作与运作机构；主要从事：内容创作、内容挖掘、内容变现。

考拉看看是「推手+」 奉行「文化原力」和「内容引力」，从文化内容出发，帮助合作伙伴打造内容作品和品牌文化力，运作文化和内容衍生品，实现合作伙伴的品牌提升、价值变现和「满足感」提升。

😊 内容+	😊 推手+
「文化原力」服务	「内容引力」服务
100 位研究员、作家、资深媒体人和出版人，提供全方位多品类内容服务	50 位资深内容研究家、品牌运作者，以领先创意和精准定位助力推广
内容写作创作	爆品策划运作
图书出版运营	个人品牌打造
课题研究辅助	企业内容推广
企业案例研究	内容和 IP 孵化
音频视频制作	文创开发运营
影视内容定制	内容多维变现
课程内容支持	定制读书活动
……	……

考拉看看在全国多地设有服务中心，为多家机构和个人提供专业的内容创作与运作服务。迄今已服务或研究过的内容案例包括褚时健、腾讯、京东、TCL、华为等，团队核心成员已服务超过 200 家上市公司、中国多位知名大 V、学者和专业人士、多家高校、研究机构和政府部门。

考拉看看团队每年原创超过 2000 万字的多种形态内容作品，其中受托创作和出版 100～200 部畅销图书作品在全国各大城市书店、机场书店及网上平台销售；基于内容衍生的知识付费和课程培训产品已覆盖全网；考拉看看的财经内容在中国深度财经内容创作领域拥有广泛影响力；历史人文文旅和影视作品内容正持续输出，政务内容服务已进入中国多个城市。

考拉看看
更多独家内容和合作沟通，请扫码
联系电话 400-021-3677
或登录 koalacan.com 查询